걷기와 인체의 놀라운 신비

홍재화 지음

발이 편해야 건강이 보인다

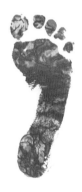

중앙생활사

왜 하필 이 시기에
인간은 다시 걷기를 시작할까?

지금부터 약 300만 년 전쯤 아프리카 남부에 인간과 극히 유
사한 원숭이 또는 원숭이와 유사한 인간, 즉 오스트랄로피테쿠
스류類가 출현했습니다. 그리고 한국인은 서울 거리에 버스와
지하철이 생기기 전까지 생존을 위하여 늘 걸어야 했습니다.
걷는다는 것, 걷기를 강요당하는 것은 노예, 하급군인, 길거리
상인 등의 비천한 계층임을 의미하던 시절도 있었습니다.

이후 인류는 먹거리를 구하기 위하여 걷지 않고도 멀리까지
출근할 수 있는 환경에서 살아왔습니다. 문명이 발달하고 운송
수단이 발전함에 따라 인간은 서서히 걷기로부터 멀어졌습니
다. 이제 누구나 차를 타고 다니며 힘들게 두 발을 사용하지 않
아도 살게 되었습니다. '걷기의 종말'이 오는 듯했습니다.

그런데 걷지 않게 되면서 발은 부실해졌고 발과 연관된 온갖
질병이 새로 생겨났습니다. 뿐만 아니라 동서양을 막론하고 걸
으면서 사색하던 철학자들은 새로운 철학 사조를 만들어내지
못하고, 옛날에 열심히 걸으면서 생각했던 위대한 철학자들의

생각을 그저 되풀이할 뿐입니다.

그 혼돈 속에 갑자기 모든 사람의 마음의 공허함과 육체의 허약함을 해결해주는 천사가 나타나 '걸어라~ 걷고 또 걸어라!'를 속삭이고 다니기 시작합니다. 그리고 사람들은 마치 신들린 듯이 '그래, 걷자~'를 복창하며 열심히 걷기 시작했습니다. 그 천사는 바로 병을 주고 고치는 의사와 약사, 병에 관한 해박한 지식으로 무장한 건강 산업의 종사자, 그리고 건강 관련 용품의 판매자들입니다. 바로 마케터들이 우리에게 걸으라고 속삭이는 천사들입니다.

이제 걷기는 굳이 힘들여가며 기꺼이 돈을 쓰는 새로운 산업의 한 분야로 굳건히 자리 잡았습니다. 그리고 사람들은 더 오래 살게 되었습니다. 저도 비바미 신발을 만들면서 여러분들의 건강한 장수에 도움이 되고자 노력하고 또한 이 책을 내게 되었습니다.

걷기에 가장 좋은 신발은 무엇일까?
이 고민하면서 15년을 지냈습니다.

이 책에는 4가지의 신발 이론이 들어있습니다.

맨발걷기, KSNS, 어싱 그리고 신발의 최소주의.

어떻게 하다 보니 양말, 발가락 양말, 맨발신발 등 주로 발과 관련된 사업을 하고 있습니다. 그러면서 300만 년여 동안 걸어 다닌 인류의 발을 지켜준 신발, 직립보행에 최적화된 발의 운동 효율을 유지하면서도 편한 신발을 공부했습니다. 그리고 이 책은 그동안 제가 배우며 익혀왔던 내용을 알기 쉽게 정리하고자 한 노력의 결과물입니다.

그래서 이 책에는 걷기, 신발 그리고 비즈니스 환경에 관한 이야기와 걷는 데 연결되는 근골격계 움직임인 발가락→발→발목→무릎→엉덩관절→척추→머리까지의 연결고리를 이어보았습니다. 그리고 이 과정 전체를 스본스도, KSNS라는 인체의 자연치유력을 근간으로 하는 하나의 돋보기를 통해서 봅니다.

마찬가지로 비바미 신발에도 KSNS적인 신발의 요소, 즉 발가락이 편하고 발의 움직임을 최대한 자연스럽게 하는 구조를 구현하기 위한 여러 가지 요소를 넣었습니다.

책을 쓰면서 되도록 어렵지 않게 쓰려고 애썼지만, 인체 구조적이고 의학적인 분야는 아무래도 생소해서 도움을 받았습니다. '속초가 좋은 한의원'의 '이세규 원장', KSNS의 연구와 전파를 위해 노력하는 '송파자연치유연구원'의 '윤경영 부원장'에게 감사합니다.

아울러 내용상의 오류와 저작권에 관한 잘못이 있다면 전적으로 저의 탓이며 지적하여 주시면 수시로 고쳐나갈 것을 약속드립니다. 감사합니다.

홍재화 비바미 대표

• 차례 •

1장 왜 걸을까?

2장 걷기와 인체구조

3장 걷기와 신발

1장

왜 걸을까?

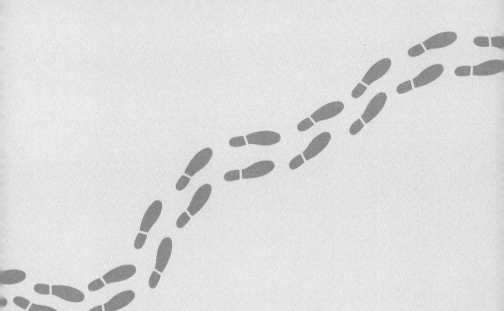

이제 걷기는 단순히 장소 이동을 위한 교통수단일 뿐만 아니라, 다양한 모습으로 우리에게 다가오고 있다. 지금은 걷는 것 자체가 유행하고 있다. 현대 걷기의 가장 유별난 특징은 레저로서, 즐기기 위한 스포츠로 인기가 높아져 가고 있다는 점이다.

신체의 변화

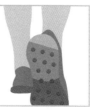

이제 걷기는 교통이라는 본원적 기능보다는 치료 및 예방, 운동 그리고 명상이라는 파생적 기능이 더 큰 의미를 갖게 되었다. 그것은 어찌 보면 인간이 선택한 것이 아닌 육체적 활동으

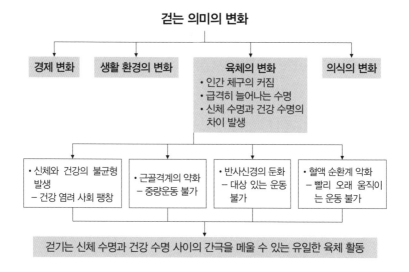

걷는 의미의 변화

경제 변화	생활 환경의 변화	육체의 변화	의식의 변화
		• 인간 체구의 커짐 • 급격히 늘어나는 수명 • 신체 수명과 건강 수명의 차이 발생	

| • 신체와 건강의 불균형 발생
– 건강 염려 사회 팽창 | • 근골격계의 약화
– 중량운동 불가 | • 반사신경의 둔화
– 대상 있는 운동 불가 | • 혈액 순환계 악화
– 빨리 오래 움직이는 운동 불가 |

걷기는 신체 수명과 건강 수명 사이의 간극을 메울 수 있는 유일한 육체 활동

로는 유일하기 때문이다.

신체와 건강의 불균형 수명 연장

기원전 8세기 고대 그리스시대 인간의 평균 수명은 19세, 16세기 유럽의 평균 수명은 21세, 20세기 초 미국의 평균 수명은 47세였다. 사서에 기록된 조선시대 국왕 27명의 사망 평균 연령은 46.1세다. 영조의 경우 만 81세 5개월을 살면서 조선시대 국왕 중 가장 장수했지만 전체 왕 중에 만 60세를 넘긴 왕은 20%도 안 된다.

조선시대 사람의 평균 수명은 35세 내외로 추정되고 있다. 일제강점기인 1925~1930년에는 37.4세에 불과했다. 그러다 1960년 52.4세, 1980년 65.8세, 2007년 79.2세, 2012년 81.4세로 늘었다. 2018년 한국 남자의 평균 기대수명은 79.7세이고 여자는 85.7세이다.

반면에 건강 수명은 신체 수명이 늘어나는 만큼 빠르게 늘지 않았다. 건강 수명이란 건강 기대수명이라고도 하며, 일반적인 수명과 달리 건강하게 살 것으로 기대되는 기간으로서의 수명을 의미한다. 건강 수명 손실은 각종 질병이나 사고, 또는 환경오염 등 위험요소나 건강유해요소들과 그로 인한 생명 단축과 그 장애 등으로 인해 건강하고 생산적인 생애를 보내는데 얼마나 오랫동안 그리고 얼마나 심하게 저해가 일어났는지를 판단하여 계산한다.

통계청에 따르면 신체 수명과 건강 수명의 차이는 2018년 기준으로 약 18.3년의 차이가 난다. 신체 수명과 건강 수명의 차이가 시간이 지날수록 늘어나는 것을 감안하면 생애 마지막 20여 년은 어딘가 아픈 상태로 지내야 한다는 것이다. 다행히도 수명이 85세 전후에서 끝날 때를 전제로 하는 것이고, 누군가 말하듯이 두 번째 환갑을 맞이할 정도로 신체 수명이 늘어난다면 건강하지 못한 상태로 지내는 기간은 더욱 늘어날 것이다.

근골격계의 약화

뼈, 근육 그리고 관절은 우리 몸을 지탱하는 기본 요소이다. 나이가 들면서 체지방량이 늘고 근육량이 줄고 골밀도가 낮아진다. 근골격계 질환으로는 요통, 경부통, 오십견, 퇴행성 관절염 등이 있다. 이러한 질환이 발생하면 일상생활 동작에 제한을 줄 수 있어 삶의 질이 떨어진다. 이는 곧 일상생활에 있어 신체적으로 불완전한 상태라는 것을 의미한다. 흔히 말하는 목, 허리 디스크를 비롯한 어깨, 손목, 무릎 등의 관절 부위 질환을 통칭한다.

이전에는 반복적인 단순 작업, 또는 무거운 물건을 옮기거나 들고 하는 작업이 많았던 업종에 근무하는 종사자들에게 주로 나타났지만, 1990년대 이후에는 컴퓨터 작업이 늘면서 사무직 종사자들에게도 많이 발생하고 있다. 근골격계가 약화되면 무거운 것은 물론이고 가벼운 물건을 가지고 하는 운동 또는 부자연스런 자세를 유지하는 운동이 어렵게 된다.

반사신경 둔화

반사신경은 외부의 자극이 있을 때 신경 신호에 의해서 근육 반응이 나타나는 것이다. 예를 들어, 야구공이 머리를 향해 날아오는 것을 발견할 때 그 공이 당신의 머리에 닿기 전에 손으로 막도록 뇌가 신호를 보낸다. 반사신경이 좋으면 스포츠 경기, 운동, 길 건너기, 운전 등 일상생활에서 신체적인 활동을 수행하는 데 도움이 된다.

그런데 나이가 들어감에 따라 반사신경도 노화가 따라온다. 몸의 기민함을 잃어버리고 주변 환경에 대한 반응이 늦어진다. 감각저하와 몸의 균형감이 떨어지기 때문이다. 반사신경이 둔해지면 행동이 둔화되기 때문에 젊었을 적에 즐겼던 대부분의 운동을 하지 못하게 된다. 특히 혼자 하는 운동이 아닌 축구, 농구 등과 같은 단체 운동이나 야구, 배드민턴과 같이 움직이는 물체에 작용해야 하는 운동은 멀리해야 한다.

순환기계통 약화

순환계는 몸 안의 각 기관에 영양과 산소, 에너지 등을 공급하고, 생명 활동으로 생기는 이산화탄소, 노폐물 등을 호흡계통이나 비뇨계통으로 전달하여 몸 밖으로 배출하도록 하는 혈액이나 림프액 같은 체액의 흐름을 담당하는 계통이다.

혈액의 순환은 심장의 운동에 의해 이루어진다. 순환 중인 혈액은 산소의 운반, 영양분의 공급, 대사과정에서 생긴 노폐물의 제거, 체온의 유지, 호르몬의 운반과 같은 역할을 한다. 폐순환은 온몸을 돌고 온 정맥혈이 폐로 가서 이산화탄소를 버리고 산소를 받아 다시 심장으로 들어오는 순환계이다. 이 순환계에서 혈액 순환계인 심장과 산소 순환계인 폐가 약해지면 지속적이고 빠른 운동을 하지 못하게 된다.

유일하게 가능한 육체 활동, 걷기

나이가 들수록 몸은 무거워진다. 눈썹도 무겁다는 말이 실감 나게 된다. 두 번째 환갑이 농담 아닌 체험 가능한 세상이 될 수도 있지만, 첫 번째 환갑을 지나면 이미 몸은 무거워진다. 65세 이상 노인 중에 질병이 없으면서 활동적이며 자유로운 노인은 13.3%에 불과하여 대부분이 만성질환과 함께 활동장애를 겪고 있다.

신체기능의 약화는 노인의 가장 보편적인 건강 문제가 되고 있다. 무거운 것을 들 수도 없고 빨리 움직일 수도 없고 상대가 있는 경기를 하기도 어렵다. 심지어는 혼자 타는 자전거마저 반사신경의 둔화로 무서워진다. 산을 오르고 내리며 호연지기를 지키고 싶지만, 시려오는 무릎은 가벼운 등산마저 허락하지 않는다.

고령화시대의 주역들이 할 수 있는 운동은 '운동에 의한 위험 혹은 부작용이 발생하지 않는 안전한 운동의 강도(안전한계) 이하이며 운동 효과가 발생하는 최소의 운동 강도(유효한계) 이상의 강도'로만 할 수 있다. 이것저것 따지다 보면 첫째 환갑에서 둘째 환갑 사이에 할 수 있는 육체 활동은 결국 걷기가 유일하게 된다.

과학이 발달하고 수명이 늘어날수록 걷기의 중요성과 의미는 인간에게 매우 깊어질 수밖에 없다. 그러다 보니 이제는 다양한 걷기 방법론이 나타나고 있다. 그중에 하나가 바로 비바미 신발의 이론적, 실증적 근거가 되는 맨발걷기이다.

걷기에 대한 인식변화

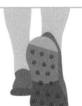

걷기의 본원적 기능

걷는 것 자체가 생존이던 때가 있었다. 달리 이곳에서 저곳으로 갈만한 수단이라고는 절대 다수의 사람에게는 두 다리가 유일했다. 서울에서 부산까지 500km가 넘는 길을 한 달 남짓 걸려서 걸었다.

장사를 하는 보부상들은 이렇게 먼 거리를 상권으로 하지 않는다. 기껏해야 반경 50~60km 정도로 하고, 근방에서 열리는 5일장이 그들의 활동 반경이다. 그도 그럴 것이 등짐 지고 길을 떠나기란 쉽지 않았고, 그 등짐의 무게가 체력의 한계이자 장사 규모의 한계였기 때문이다.

이처럼 생존을 위하여 걸을 수밖에 없었을 때는 걸어가는 그 자체에 대한 의식이 끼어들 여지는 거의 없었다. 근세 이전의 문헌에서 걷는다는 행위에 대하여 특별하게 언급되는 것은 사유하기 위한 도구로서 걷기일 뿐이었다.

걷는 것 자체가 행위의 주된 목적이 된 적은 없다. 군인은 전쟁을 하기 위하여 걸었고, 농부는 농토로 가기 위해 걸었고, 장사꾼은 장사를 하기 위하여 걸었다. 비록 걷기의 가장 본원적인 행위가 바로 장소 이동, 즉 교통 기능이기는 했지만 그 자체가 목적성을 가졌다거나 의미를 부여받지는 못하였다. 그런데 이제 인간의 운명을 좌우하는 지리적 범위가 넓어졌다.

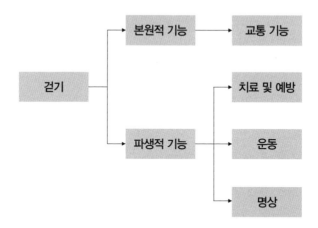

걷기의 파생적 기능

걷기가 비로소 제 스스로 의미를 갖기 시작한 것은 모순적이게도 본질적 의미의 걷기가 쇠퇴하기 시작하면서이다. 자동차가 거리를 점령하고 사람들이 100m 걷기도 힘겨워 할 무렵부터 걷기는 재조명을 받기 시작하였다. 그것은 문명의 발전과 반비례로 잊혀져가는 그리고 약해져가는 인간의 두 다리, 직립보행의 특성으로 받았던 혜택의 되살리기이기도 하다.

육체적 활동을 함으로써 육체와 정신의 합일을 시도하는 새로운 영적 행위가 되었다. 차갑고 딱딱한 아스팔트 위를 시속 100km로 달리는 자동차 덕분에 잊고 지냈던, 자연 속의 여행이라는 의미를 되찾아내려는 노력이기도 하다. 현대인은 건강을 위해서 걷고 명상을 위해서 걷는다. 이제 걷기를 노동으로 보는 시각은 없어졌다.

☑ 치료 및 예방을 위한 걷기

우선 치료 및 예방은 인간의 걷기가 제 기능을 하지 못하면서 발과 이와 연관된 부분의 신체가 퇴화해 유발되는 질병의 치료 및 예방에 중점을 둔 것이다. 현대 의학에서 걷기의 중요성을 점점 더 강조하고 있다. 또한 육체적 치료와 예방뿐만 아니라 심리적 치료에도 걷기를 빼놓지 않는다. 걷기와 같은 중간 강도의 신체활동이 만성질환(생활습관병)의 예방과 치료에 효과적이라는 많은 연구가 있다.

☑ 운동을 위한 걷기

걷기의 또 다른 기능은 운동이다. 가장 기본적인 운동으로서 걷기는 대체로 척추 교정 효과와 퇴화한 근육의 사용을 통한 인체의 건강 회복에 중점을 둔다. 이는 발의 기초 해부학 및 생리학, 전족 이상과 당뇨가 발에 미치는 영향, 신발 구조와 제조법 등을 통하여 의료적인 효과를 노리는 걷기이다.

마사이워킹 신발이 가장 유명하고, 이를 주도하였던 MBT(마사이신발)의 경우 유럽에서 의료기구로 공인을 받기도 하였다. 이는 일반적으로 생각한다면 의사의 처방이 필요한 특수한 경우에 사용되는 신발이라는 개념이기도 하다.

항상 운동량의 부족을 느끼는 현대인에게 마라톤은 너무 힘들고, 자전거와 같은 운동은 도구가 필요한데, 그 사용 시기와 장소가 제약을 받아 일상적으로 행하기에는 어려움이 있다. 걷기는 그야말로 시간과 신발만 있으면 되면서도 충분한 운동 효과를 볼 수 있다. 이러한 걷기에는 프로스펙스, 르카프, 나이키 등에서 나오는 워킹화들이 많이 이용되고 있다.

☑ 명상을 위한 걷기

　세 번째로 '삶의 새로운 가치 추구'는 위의 두 가지 기능을 추구하기는 하지만, 그보다는 '보다 더 높이, 더욱 더 빨리'를 밀어붙이는 현대의 삶에 반기를 드는 느림의 미학을 추구한다.

　평소에 차를 타고 시속 100km로 휙 지나가던 곳을 걸을 때 우리는 더 이상 사물의 모습을 그저 스쳐 지나가지 않고, 시속 3~4km의 속도로 바라보게 되며, 그러다 보면 사물에 대해 숙고하는 법을 배우기도 한다. 빠르게 살아가면서 잊어버린 자연과 풍광, 주변 삶에 대한 감상 능력을 되찾고, 느리게 걸으면서 세상에 대한 숙고와 존중을 터득한다. 이는 '자연을 밟지 말고 느끼자'라는 비바미의 맨발신발이 추구하는 바이다.

　이제 걷기는 단순히 장소 이동을 위한 교통수단일 뿐만 아니라, 다양한 모습으로 우리에게 다가오고 있다. 복고풍 교통수단이면서, 철학자들이 가장 즐겨 사용한 사유의 수단인 걷기. 지금은 걷는 것 자체가 유행하고 있다. 현대 걷기의 가장 유별난 특징은 레저로서, 즐기기 위한 스포츠로 인기가 높아져 가고 있다는 점이다.

　다람쥐 쳇바퀴 돌 듯 하는 일상에서 벗어나 올레길, 둘레길, 마을길, 산책길을 걷는다. 풍광이 좋은 곳이나 교차로 지점에는 걸어서 방문했음을 스스로 증명하는 스티커에 도장을 찍는 놀이도 생겼다. 시멘트로 꽉 찬 도시를 벗어나 자연을 즐기며, 인간이 사는 곳에서의 이야기를 즐기며 건강을 위해서 걷는다. 걷기는 이제 생존은 물론이고, 건강과 놀이와 사색이 어우러진 놀거리이다.

이 유행을 통하여 이익을 취하려는 기업으로서는 그 이유를 해석하여야 할 것이다. 그 모습을 어떻게 해석하는가에 따라 물질 소비를 통하여 공허감을 치료하려고 하는 현대인의 정신적 치유자인 마케터의 나아갈 방향도 정해질 것이다. 비바미는 바로 그 천사이고자 하는 마케터이기도 하다.

걸어서 좋은 운명론적 이유

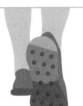

　동양학은 천지인天地人의 구조인데 하늘天의 이치는 명리학, 땅地의 이치는 풍수학, 사람人의 이치는 의학에 해당한다. 내가 사는 곳을 걷는 것은 땅의 기운을 받아 나의 생명력을 높여 건강을 증진하여 천지인을 하나로 하는 행위이다.

　제임스 글릭이 지은 《카오스》라는 책이 있다. 사연은 언제나 비슷하게 돌아가는 것 같은데, 결정적인 순간에 어떻게 어느 방향으로 변할지를 도무지 예측할 수 없다. 그러면서 나오는 것이 나비효과이다. 아무리 슈퍼컴퓨터를 수십 대 돌려도 아직 인간의 기상 관측은 하루를 넘어서지 못하고 있다. 그리고 컴퓨터로 실컷 밤새 계산하고는, 결정적인 해석은 인간의 숙련도에 따른다나.

　나비효과의 주안점은 자연에는 변수가 너무 많을뿐더러, 각각의 변수들이 개별적으로 또는 전체적으로 영향을 미치기 때문에, 자연에서 일어나는 현상을 미리 예측할 수 없다는 것이다. 그중에서 인간이 제어할 수 있는 변수란 너무나 작다. 나머지는 변수가 스스로 움직이는데, 마침 나의 의지와 그 변수가 맞아들었을 때 나는 성공을 할 수 있다.

그래서 난 장사는 운칠기삼이 아니라, 운구기일運九技一이라고 생각한다. 세상의 많은 사람들은 성공하기를 원하지만, 실제로 성공하는 사람은 10분의 1도 되지 않는다. 그렇다고 나머지 90% 이상의 사람들도 자기가 처한 상황에서 게으르거나 포기하지 않고 열심히 살고 있다. 결국 그 차이는 운이 그만큼 크게 작용한다고 생각한다.

세상을 나 혼자 산다면야 내가 하는 대로, 내가 원하는 대로 이루어질 수 있다. 하지만 지구상에는 80억 명이 지구 환경에 영향을 받으면서, 서로에게 영향을 주면서 살아간다. 그러니 내 마음대로 내 인생을 살 수 없는 것은 당연하다. 태어나면서야 누구나 세상을 자기가 지배할 줄 알지만, 결국은 '나도 별 거 아니구나'를 깨달으면서 죽어간다.

그 과정에서 무한히 많은 희로애락의 이야기가 만들어진다. 즐겁고 좋은 때만 있는 게 아니라, 괴롭고 힘든 시기가 더 길어 보인다. 때로는 왜 내 운명은 이렇게 재수가 없을까 하는 생각도 든다. 그런 시간으로 한 10년을 지내다 보면 정말이지 이러다 죽을까 겁도 난다. 그렇게 죽을까 봐 억지로라도 친구를 만났고, 눈비 올 때도 산과 들을 걸어 다니며 역사와 인간에 대하여 배웠다. 지나고 보니 그게 명리학적으로 매우 잘한 일이었다.

운의 창조 또는 조절은 하늘, 땅 그리고 사람인 천지인 3재로 이루어진다. 천은 생명력, 창조력, 지는 사회적 활동, 인은 공존의 논리이다. 그 3가지를 하는 것이 명산, 명당, 명소를 친구들과 찾아다니면서 기운을 받고 생의 의지를 북돋는 일이다. 또한 복에도 천복, 지복 그리고 인복이 있는데, 그중에서 최고의 복은 인복을 나눠받을 기회이기도 하다.

지나와서 읽은 책이기는 하지만 나와 비슷한 경험을 한 사람이 있다. 바로 명리학의 대가인 김승호이다. 그는 《사는 곳이 운명이다》에서 운명이 잘못되어 가고 있다는 것을 느낀다면 첫째로 사는 장소를 바꿔야 하고, 둘째로 버릇을 고쳐야 하며, 셋째로 인간관계를 돌아보고 교류의 폭을 넓혀야 한다고 말했다.[1]

이 중에서도 가장 시급하고 실천하기 쉬운 일이 바로 좋은

---

1) 김승호 지음, 《사는 곳이 운명이다》, 쌤앤파커스, 2014

땅에 머무는 것이다. 그런데 사람은 저마다 처한 형편이 달라 좋은 곳이 있어도 마음처럼 쉽게 이주할 수가 없다. 이는 참으로 애석한 일이지만, 그렇다고 해도 좋은 방법이 있다. 이는 현재 좋은 곳에 사는 사람에게도 해당된다.

세상에는 내가 사는 곳보다 좋은 곳이 얼마든지 있다. 그러므로 그런 곳을 자주 방문하면 된다. 여행을 하든, 산책을 하든, 명소를 찾아 그곳에 머무는 시간을 가지라는 것이다. 이렇게 하면 운명은 반드시 개선된다. 실제로 그 자신도 운명을 개선하기 위해 이 방법을 썼고 나쁜 운명에서 탈출했다고 한다.

이런 사례나 명리학적 분석을 본다면 걷기는 자신의 꽉 막힌 운을 풀어주고, 좋은 운은 더 좋게 하는 개운법이 된다. 명리학에 의하면 하늘이 내려준 명命을 어떻게 활용하고 경영할 것인지는 내가 결정한다고 한다. 이를 년, 월, 일, 시의 4가지 기둥 즉 사주四柱에 각각 2개 합 여덟 글자가 모였다고 해서 사주팔자라 한다.

이 사주팔자로 정해진 운명을 더 좋게 운영하는 것을 개운開運이라고 한다. 하늘의 뜻을 존중하면서 나의 의지와 노력으로 운명을 개선하는 노력이다. 나의 운명을 많이 알면 알수록, 개선할 수 있는 여지는 많아진다. 고미숙의《나의 운명 사용설명서》에 의하면 개운하기 위한 노력의 방법으로는 '1. 몸을 쓴다, 2. 재물과 능력을 쓴다, 3. (감정·자의식·신념·명분 등으로 이루어진) 마음을 비운다'가 있다.[2]

결국 운명을 바꾸려면 내 몸을 부지런히 움직여야 한다. 내가 가만히 있으면 팔자도 가만히 있거나 말라비틀어진다. 그렇기 때문에 사람들은 건강이 나빠질 때 운이 없고, 운이 없을 때 건강이 나빠진다. 이럴 때 움직이는 것도 귀찮아지고, 삶에 대한 의욕도 상실하면서 잠을 못 잔다. 악순환이 계속되면 건강과 운은 계속 나빠진다. 늪에서 빠져나와 운을 당기도록 노력해야 한다.

김승호는《돈보다 운을 벌어라》에서 자신의 운이 쇠약해지고 있다고 느낄 때, 운을 당기는 좋은 방법은 바로 사람이 많이 모이는 곳으로 가는 것이라고 말한다.[3] 사람은 생명의 기운을 발산한다. 많은 사람들이 그 기운을 뿜어내는 곳으로 가서 받는 것이다.

인간의 생명력은 다른 어느 생명체보다 강하다. 운이란 생명력이 넘치는 순간에 출현한다. 사람은 모이면 서로에게 기운을 준다. 하지만 혼자 있으면 그 기운을 나눠 받을 수가 없다. 군중

2) 고미숙 지음, 《나의 운명 사용설명서》, 북드라망, 2012
3) 김승호 지음, 《돈보다 운을 벌어라》, 쌤앤파커스, 2013

이 발산하는 양의 기운을 흡수하기 위하여 광장으로 간다. 거기에다 땅의 기운까지 받으면 더욱 좋다. 그런 대표적 장소로 김승호는 청계천을 꼽는다.

그러나 스스로 양의 기운이 넘치는 사람, 자신의 운이 요동치는 사람은 오히려 이런 광장보다 조용하고 안정감을 주는 곳이 좋다. 여행을 다녀온 사람, 임신한 사람, 도난당한 사람, 실연당한 사람 그리고 오랜 기간 침체기에 있다가 운이 좋아지고 있는 사람은 군중을 피하고 안정적인 장소를 산책하는 것이 좋다.

다행히도 한반도는 금수강산에 기운이 넘치는 곳이다. 곳곳에 이런 곳을 소유할 수는 없어도 이용할 수는 있다. 백두대간, 제주도 둘레길, 영남대로 등등 갈 곳은 많다. 어느 곳을 고를지는 순전히 자기 마음이다. 내가 가고 싶은 곳이 곧 운명이 나를 당기는 곳이다. 그런 곳을 일부러라도 시간을 내서 가면 된다.

가서 어슬렁거리기만 해도 우리는 새로운 지식을 알게 된다. 내가 갈 길은 정해져 있어서 어찌할 수 없는 것이 아니라, 아는 만큼 걸을 수 있고, 걷는 만큼 즐길 수 있다. 길을 걸으면서 그 땅의 기운을 내 것으로 만들려고 노력할 수 있다. 세상사 내가 아무리 노력해도 안 되는 일이 많다. 그럴 때는 나보다 힘이 센 자연, 운명, 부처님, 신을 내 운명에 끌어들이는 노력을 해야 한다. 그래서 하늘은 스스로 돕는 자를 돕는다고 했다.

운運이라는 글자를 풀어보니 더욱 그렇다. 천천히 걸어갈 착辶, 덮을 멱冖, 수레·바퀴 차車가 합쳐져 운運이라는 한 글자를 이룬다. '수레 위에 싣고 덮은 뒤(그래서 알 수 없다) 천천히 이동해 간다'라는 의미를 담고 있다.

이런 걸 볼 때마다 한자라는 게 참 멋있는 글이라는 감탄이 절로 난다. 그리고 나에게 운이 오게 하려면 어떻게 해야 하는 지를 보여준다. '오래 열심히 끌고 다니다 보면 덮여져 있는 운이 하나둘 벗겨져서 보인다' 그래서 운은 포기하는 자에게 오지 않는다. 그래서 나는 초보 사업가들에게 '사업을 시작했으면 오래도록 할 수 있게 버텨내야 한다'고 말한다.

좋은 사람과 천하를 걸으면 건강을 지키고, 친구들 복을 나눠 받고, 내가 사는 땅의 기운을 받는다. 이렇게 걷는 것은 천지인이 하나 되어 내 운을 개척하는 길임을 늘 명심하고 열심히 걷자.

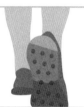

걷기의 새로운 트렌드, 맨발어싱

《본 투 런》이라는 책이 있다. 크리스토퍼 맥두걸이 지은 이 책은 미국 아마존닷컴, 뉴욕타임스에서 43주 연속 베스트셀러의 자리를 차지했고, 워싱턴포스트지에서는 2009년 올해의 책으로 선정될 만큼 많이 팔렸다. 이 책의 내용은 세계 최고의 울트라마라토너(정규 마라톤 코스인 42.195km를 뛰는 경주자이지만, 여기에 나오는 경주는 보통 100km, 150km이다)와 멕시코의 숨겨진 원시부족 타라우마라족이 벌이는 경주에 관한 이야기이다.

그런데 미국의 울트라마라토너들의 가장 큰 고민은 가장 비싸고 최고로 과학화된 신발을 신음에도 불구하고 발에 부상이 잦다는 점이다. 이에 비하여 타라우마라족은 아주 가볍고 얇은 '와랏치'라는 전통적인 신발(소가죽으로 만든 샌들)을 신고 달리지만, 부상을 걱정하지 않는다.[4]

이 두 부류를 오랫동안 비교하고, 연구 자료를 검토한 저자는 신발에서 그 이유를 찾는다. 결국 맨발이 과학화된 신발보다 훨씬 달리기에 적합하다는 결론을 내린다. 특히 '나이키의 불편한 진실' 편에서 과학화된 신발의 허상을 자세히 말한다.

그런 이 책이 나의 비즈니스와 아주 밀접한 관계를 갖고 있다. 우선 크리스토퍼 맥두걸은 "누가 나에게 '언제 비바미 신발을 신어도 되냐?'고 묻는다면 누구나 항상 신어도 된다고 적극적으로 권하겠다"라는 추천을 하였기 때문이다.

뿐만 아니라 맨발 런닝과 신발 런닝의 차이점을 비교하면서 맨발로 뛰는 것이 신발로 뛰는 것보다 인체에 대한 충격이 30% 이상 적다는 연구결과를 내어 유명한《네이처》지에 게재하고, BBC 등에서 방송한 하버드대학교의 리버만 박사 또한 비바미 신발을 사용해서 연구를 했다. 물론 그는 언론사에 발표하기 전에 비바미에 그 자료를 보내와, 감사의 의사를 표시한 적도 있다. 이 두 사람이 비바미 신발을 권하면서 나로서는 상당한 마케팅 자료를 확보한 셈이다.

2009년을 전후해서 신발업계는 맨발신발을 강조하는 제품

---

4) 크리스토퍼 맥두걸 지음, 민영진 옮김, 《본 투 런》, 여름언덕, 2016

을 쏟아내었다. 신발의 주된 특성이 맨발barefoot이다 보니 나도 맨발로 걷고 달리기를 경험해보지 않을 수 없었다. 그런데 생각보다 한국에도 맨발 달리기하는 사람들이 꽤 많음을 알았고, 더구나 맨발로 산악이나 장거리 달리기하는 울트라 러닝 클럽도 있었다. 이들이 내 신발의 주된 고객이었다.

달리기를 별로 좋아하지 않는 나는 걷기를 체험하기로 했다. 맨발로 산을 걷기 시작했다. 그런데 혼자 하기는 쑥스럽고 심심해서 네이버의 '맨발걷기 클럽'에 가입해서 파주의 삼학산, 대전 계족산, 서울의 대모산과 청계산을 같이 걸었다. 어느 정도 익숙해지면서 혼자 북한산, 수락산이나 도봉산을 맨발로 걷기 시작해서 이제는 때때로 산을 맨발로 올라간다. 동네 뒷산인 개운산에 있는 운동장에서 신을 벗고 걷기는 자주 한다.

신을 신고 걸을 때와 맨발로 걸을 때, 같은 땅을 딛고 있어도 세상을 대하는 마음가짐이 사뭇 달라진다. 맨발로 세상에 섰을 때는 대지가 주는 느낌을 받으려고 신경을 발바닥에 집중하면서 걷는다. 그러면 내가 지구와 접촉하고 있다는 쾌감이 온몸을 감싼다.

틱낫한 스님은 그의 책《걷기 명상》에서 지구별 위를 걷는다는 것은 매우 멋진 일이라고 했다. 그리고 지구별 위에서 걷는한 걸음마다 발아래 있는 든든한 대지에 감사해야 한다고 썼다.**5)** 한걸음 떼어놓을 때마다 살아 있음의 기적이 생겨나고, 걸음마다 나를 실재하는 사람으로, 지구를 실재하는 존재로 실감하게 된다.

땅에 닿는 발바닥 신경에 집중하다 보면, 나의 존재는 머리가 아닌 발바닥으로 내려가 있다. 그러면서 지구별 위에 인장 찍듯 찬찬히 걷다 보면 지구는 따스한 온기로, 차가운 시원함으로, 뾰족한 따끔함과 진흙의 질펀한 온정을 내게로 전해준다. 생명력 있는 존재로서의 지구, 가이아와 나는 그렇게 교감한다. 맨발로 산을 걸으면 가이아가 주는 경이로움에 생의 새로운 의욕과 감사로 충만해진다.

북한산 백운산장까지 맨발로 오른 적이 있다. 정말이지 올라가는 내내 한 걸음 한 걸음에 신경이 쓰였다. 그야말로 이전에 듣던 '천하를 움직이듯이 너의 발걸음을 움직여라. 군자의 발걸음 어쩌고저쩌고……'하는 말들이 실감났다. 나를 보는 사람들은 걱정 반, 부러움 반으로 '괜찮으세요!' 하면서 지나가기도 했다. 하지만 이상한 사람처럼 보는 사람이 없다는 게 나로서도 신기했다.

---

5) 틱낫한 지음, 제이슨 디앤토니스 그림, 진우기 옮김, 《걷기 명상 HOW TO WALK》, 한빛비즈, 2018

그렇게 백운산장까지 올라가서, 백운산장의 주인 어머니가 주시는 막걸리와 칼국수를 시원하게 먹고 나니 비로소 내가 꽤 오랫동안 맨발로 땅을 밟으며 왔다는 실감이 났다. 산장의 달콤한 커피를 들고 북한산의 공기와 하늘을 한참 쳐다보고는 다시 내려왔다. 그런 백운산장이 이제는 사라져 못내 아쉽다.

산장에서 내려오기는 올라가기보다 더 어려웠는데, 오를 때보다 발이 민감해져서 그런 듯하다. 그렇게 왕복 5시간 동안 온전히 걷는 데만 신경을 집중하였다. 발바닥이 땅에 닿을 때의 고통이 생각보다 심했다. 그 길은 흙길이 아니라 잔자갈이 많은 길이었기 때문이다. 그 대신 다 내려와서 계곡에 졸졸 흐르는 물에 그대로 들어갔다가 나올 때의 상쾌함, 시원함은 그 아픔을 충분히 보상해주었다.

계속해서 아픈 것은 아니고, 바윗길이나 낙엽 위는 오히려 나았고, 부서진 잔돌들이 깔려 있는 그런 길이 아팠다. 등산화를 신은 사람들은 나를 휙휙 앞서갔다. 가만히 짐작해보니 등산화를 신은 사람들의 속도가 100이라면, 비바미의 맨발신발은 90 정도, 진짜 맨발은 30 정도의 속도인 것 같았다. 언젠가는 그렇게 홀로 걷기를 불암산에서 즐기고 있는데, 지나가는 어린애가 '저 아저씨는 신발을 잊어버렸나봐~'하는 말을 듣기도 했다.

요즘 산을 가다 보면 전보다 맨발로 걷는 사람이 늘어났음을 알 수 있다. 물론 건강을 위해서인 경우가 대부분이다. 산을 맨발로 걷는 주된 이유는 건강 때문이다. 서울 대모산에서 '맨발걷기 숲길 힐링스쿨'을 매주 토요일 무료로 운영하고 있는 박동창 회장은 동아일보와 2020년 9월 한 인터뷰에서 맨발걷기가 면역력을 높이는 이유에 대해 이렇게 설명했다.[6]

"지압효과Reflexology에 더해 접지효과Earthing가 있다고 한다. 맨발로 맨땅을 걸으면 지표면에 놓여 있는 돌멩이나 나무뿌리, 나뭇가지 등 다양한 물질이 발바닥의 각 부위와 상호마찰하고, 땅과 그 위에 놓인 각종 물질이 발바닥의 각 반사구를 눌러준다. 자연 지압인 것이다. 한의학에서도 맨발걷기를 권장하고 있다. 지압 중에선 발바닥 아치가 주는 효과도 중요하다. 인체공학적으로 아치가 탄력적으로 움직이면서 발밑에서부터 피를 잘 돌게 해야 하는데 신발을 신으면서 그런 효과가 사라졌다. 신발이 만병의 근원이다."

신발 깔창 때문에 아치가 압축 이완이 덜 되고 부도체인 고무가 접지도 막고 있다는 것이다. 접지는 맨발로 땅을 밟는 행위

---

6) 양종구 기자, 〈면역력 높이는 숲길 맨발걷기를 아시나요[양종구의 100세 건강]〉, 동아일보, 2020.9.24. 03:00, https://www.donga.com/news/Opinion/article/all/20200924/103079984/1

다. 시멘트 아스팔트 등은 효과가 없다. 우리 몸에 3~6볼트의 양전하가 흐르는데 땅과 맨발로 만나는 순간 0볼트가 된다. 땅의 음전하와 만나 중성화된다. 이때 우리 몸에 쌓인 활성산소 Reactive Oxygen Species가 빠져나간다.

사람은 태곳적부터 땅과 접촉하면서 살아왔다. 그러면서 늘 지구와 전기적으로도 연결되어 있었다. 모든 전기제품은 접지선이 있다. 접지는 전기회로나 전기기기를 땅에 연결하여 이상 전압이 발생했을 때 고장 전류를 대지로 흘려보내서 기계와 땅이 같은 전기적 상태인 '0'볼트를 유지하게 하는 것이다. 사람이나 모든 생물도 마찬가지로 늘 땅과 접촉해 있으면서 '0'볼트의 전기적 상태를 유지해왔다.

그런데 불과 수십 년 전부터 사람들은 고무로 된 신발을 신기 시작했다. 고무는 가장 대표적인 절연체이다. 게다가 땅에는 아스팔트가 깔리면서 환경 전체가 절연체가 되었다. 그러다 보니 사람의 몸에 잔류 전류가 생기고, 이 전류가 정전기를 일으켜서 건강상 많은 문제점을 일으킨다는 것이 '어싱'의 이론이다.

이는 비교적 최근에 생긴 건강요법으로 케이블TV 산업의 선구자인 클린턴 오버가 '어싱'의 의료적 효과를 발견하게 된 과정을 찾아낸 책《어싱》에서 시작되었다. 그렇기 때문에 아직 의학적인 근거는 미약하지만, 실증적인 사례는 미국뿐만 아니라 한국에서도 많이 나오고 있다.

클린턴 오버가 주장하는 어싱의 효과는 다양하다. 예를 들면 염증의 원인을 완화하고 수많은 염증 관련 질환의 증상을 완화하거나 없애고, 신경계를 안정시키고 스트레스가 줄고 차분해지고, 생체리듬이 정상화되면, 주변 전자기장의 잠재적 위해로부터 몸을 보호하는 것 등이 있다.[7]

맨발로 산을 걸으면서 암이나 통증과 같은 고질병이 나았다는 경험담도 풍부하다. 그래서 그런지 중장년층 사이에서는 꽤 알려지고, 맨발로 산과 들을 걸으면서 어싱하는 사람들도 많이 늘어나고 있다. '맨발걷기'라고 카페나 네이버 밴드를 검색해 보면 수백 개가 나올 뿐만 아니라 수천 명의 회원이 가입하여 활발히 활동하는 곳도 많다.

어싱을 하는 방법은 그리 어렵지 않다. 맨발로 땅을 접촉하면서 걷기만 하면 된다. 쉽고 간단한 것에 비하여 효과는 좋다고 여겨진다. 〈접지는 혈액의 점성을 낮춰준다〉[8]라는 논문에 따르면 끈적끈적한 점성이 있는 혈액이 맨발걷기 40분 뒤 깨끗해졌다. 또한 적혈구 제타전위Zeta Potential(표면 세포간 밀어내는 힘)를 평균 2.7배 높여줘 혈류 속도가 2.7배로 빨라졌다.

---

7) 클린턴 오버 등 공저, 김연주 옮김, 《어싱》, 히어나우시스템, 2011
8) 스티븐 시나트라 등 공저, 《미국 대체 및 보완의학학회지》, 2013

'어싱'이 새로운 건강 트렌드가 되고 있는 이유를 곰곰이 생각해보았다. 우선은 환경의 문제를 누구나 느끼고 있기 때문이다. 전자파, 전기파, 아스팔트, 콘크리트 등 현대인은 늘 인공적 환경에서 살고 있다. 익숙해져 있다고 생각하지만 어딘가 불편함을 느끼고 있었다.

실제로 어싱 테스트를 하다 보면 도심에서는 효과가 전혀 나타나지 않는 곳도 있다. 예를 들면 발밑으로 지하철이 지나가는 지역이나 전선이 지나는 지역에서는 전류테스터기의 반응이 느리거나, 아예 전하 상태가 '0'으로 떨어지지 않는다. 그리고 아스팔트에서는 전혀 접지가 되지 않고, 콘크리트로 된 보도블록도 재료와 지역적 상태에 따라 어싱 효과가 나타나지 않는다. 이런 상태를 인간의 몸에 적합하다고 보기는 어려울 것이다.

두 번째로는 고령화이다. 어싱신발을 찾는 사람들은 당연히도 대부분 건강을 심히 염려하는 중장년층이다. 과거 같으면 건강을 묻기 전에 수명을 다했을 사람들이 아직도 살아갈 날이 창창하게 남았다는 사실을 걱정한다. 잔병치레가 잦아지면서 중장년층은 건강해지는 방법을 찾는 데 열심이다.

이러한 중장년층의 입장에서는 효과를 바로 느낄 수 있는 어싱이야말로 상당히 좋은 건강요법이다. 특히 맨발로 산이나 바다의 흙과 모래를 밟으며 걷는 자체가 온몸의 신경을 좋은 방향으로 자극하는 데다, 최근 어싱 효과가 새로운 대체의학으로 각광을 받고 있으니, 중장년층에서 관심을 가질 수밖에 없다.

세 번째로 현대 의학의 한계를 알기 시작했기 때문이다. 인류 역사상 최고로 의학이 발전했지만, 마찬가지로 인류 역사상 가장 많은 사람들이 질병을 앓고 있다. 하지만 의학으로서도 어쩌지 못하는 병들이 많고, 심지어는 원인과 치료법을 모르는 병도 많다. 그 와중에 나름 효과를 보고 있는 대체의학들이 생겨나고 있다. 사람들은 그 대체의학에 좀 더 관심을 갖기 시작했다.

그렇다고 어싱이 전혀 의학적 근거가 없는 것도 아니다. 왜냐하면 지금도 전기를 이용한 치료방법이 많기 때문이다. 생체전기치료, 생체 전자기기, 전기생물학, 전기 생리학 치료 등이 있고, 인체 내의 전기 작용을 치료에 활용하고 있다.

디지털이 난무하는 시대에 사람들은 아날로그를 그리워하면서 자연과 함께 하기를 갈망하고 있다. 원래 인간의 생체는 끊임없이 흐르는 아날로그에 가깝고, 흘렀다가 멈췄다가를 반복하는 디지털과는 거리가 멀다. 그래서 디지털이 깊어갈수록 아날로그를 그리워하는 마음도 깊어진다. 자연 속에서 맨발로 걷

고, 자연과 한사코 연결되고 싶은 마음이 '어싱'이라는 열광적
건강 트렌드를 만들어 냈지 않나 싶다. 덕분에 비바미 어싱신
발도 발전하고 있다.

걸어서 좋은 사회적 이유

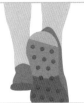

때로는 우리가 사는 사회를 걸으면서 땅 위의 풀 한 포기, 쓰레기 하나하나를 눈으로 차근차근 보면서 걸어볼 필요가 있다. 그리고 내가 걷는 사회 안에서 살아가는 사람을 타인의 눈으로 감정이입하면서 관찰해볼 필요가 있다.

그럼 그 안에서 내가 보인다. 부럽다, 안타깝다, 화가 난다, 아쉽다, 저러지 말아야지, 이렇게 해야지 등등 차로 쌩하니 달려가며 보던 사회와는 다른 느낌으로 사회를 실감하게 된다. 그런 과정에서 우리 사회를 차가운 이성의 머리로만 보는 게 아니라, 따듯하고 애정이 듬뿍 담겨 있는 감성과 이성으로 삼천리금수강산을 보게 된다.

길거리 환경을 보게 된다

삼남대로를 걸을 때였다. 오산을 지나 안성으로 가는 길이었다. 재개발을 시작한 동네인 듯 드문드문 버려진 집이 있었고, 여기저기 창고가 닫힌 채로 뿌려져 있었다. 무심결에 땅을 보니 쓰레기가 잔뜩 버려진 채로 길가에서 발에 치였다. 갑자기 내가 환경보호에 무심했구나, 지나 온 길들도 저렇게 플라스틱, 음식 쓰레기로 채워져 있었을 텐데 나는 그걸 못 보았구나 하는 무심함이 확 떠올랐다.

그렇지만 길을 걷는다는 것은 역시 시절 따라 변하는 자연과 사람을 만나는 즐거움이 크다. 의왕시 백운계곡을 넘어 도락산 자락에서 세종대왕의 넷째 아들 임영대군 묘를 보고 내려오는데 감나무에 감이 탐스럽게 열린 것을 보았다. 마침 옆에 아주머니께서 일을 하고 계시길래 감 하나를 따가도 되냐고 물었더니, 감 몇 개를 선뜻 따주며 더 가져가라고 기쁜 마음으로 환송해주는 인연을 만났다. 그날 백운호수에서 사근행궁터까지의 걷기는 마음과 손이 푸근했다. 걷다 보면 소소한 행운을 만날 수 있어 좋다.

사람, 사연을 보게 된다

길을 걷다 보면 거리의 가슴 아픈 사연들을 볼 수 있다. 그중에 하나가 잃어버린 자식을 찾는 현수막을 본 일이다. '실종된 ○○○을 찾아주세요'이다. 어릴 때 실종된 ○○○은 이미 수십 년이 지났지만, 부모님들은 이제는 어른이 된 자식을 찾기 위하여 현수막을 전국 방방곡곡에 달고 다니고 있다. 수십 년 전 실종될 때의 앳된 모습과 이제는 중년이 다 되는 현재의 추정된 모습을 같이 올려놓았다. 신문에 난 그 아버지의 기사도 찾아보았다.

길을 걷다 보면 훈훈한 사연도 보게 된다. 2018년 12월 추운 한겨울에 평택 소사벌을 걸을 때 나이 지긋한 부부가 같이 걷고 있는 것을 보았다. 그때 같이 걸었던 동행이 넉살이 좋아 말을 붙이니 돌아오는 답변이 청산유수다. 알고 보니 국내 산 4,000여 개를 등정하고 이야기를 카페에도 올리시는 이종훈 할아버지였다. 두 분은 그 연세에도 같은 취미를 즐기며 산과 옛길을 걸으며 인생을 즐기고 있었다. 그분의 카페에 다시 들어가 보니 이번에는 인천 둘레길을 걷고 사진을 올리셨다.

세상에 좋은 사람, 훌륭한 사람, 즐기는 사람이 많다는 사실을 길을 걷다 보면 알게 되고, 그들처럼 되고 싶어 나도 따라하게 된다. 과거에는 역마살이라고 하면 정착하지 못하는 떠돌이 인생이라고 해서 불행하다고 보았다. 그러나 현대는 교통과 경제의 발달로 세계가 하나로 엮였다. 그래서 명리학에서도 역마살은 불운이 아니라 오히려 좋은 의미로 해석되기도 한다. 이런 분들은 역마살이 아니라 걷기를 통해서 스스로 좋은 운명으로 바꾼다. 이렇게 걷기를 많이 하다 보면 좋은 운명을 가진 사람을 많이 만난다.

사회 변화를 실감하게 된다

길을 걷다 보면 꽤 넓고 잘 지었는데도 주인 없이 빈 채로 여러 해가 지나 마당에 수풀이 무성한 빈집을 많이 보게 된다. 서울이야 빈집이 없어 난리지만, 서울에서 조금만 벗어나면 텅 빈집 투성이임을 금방 알게 된다. 일본에 빈집이 많아 도시 사람들보고 내려와 거저 살라고 한다는데, 한국도 그럴 날이 멀지 않았음을 실감한다. 서울은 차가 쉴 새 없이 오가지만, 시골길을 걷다 보면 한참 지나야 차 지나가는 길도 많고, 사람 보기 어려운 동네도 많다. 골목길을 걷거나 뛰노는 아이는 고사하고 어른 보기도 힘들다.

그리 오래 전도 아닌 불과 20년 전, 막내 셋째를 낳았을 때는 아이 많이 낳았다고 의료보험도 안 되었다. 완전 찬밥이었다. '하나도 많다'는 구호가 버스 벽면을 도배했었다. 그런데 조금 지나니 막내 의료보험이 풀리고, 또 조금 지나니 다둥이라고 성북구립 헬스클럽 할인해준다고 특혜를 줄 정도로 변했다. 세상에 사람이 줄어든다니~ 상상하지도 못할 일이 이미 우리에게 시급한 일이 되었다.

길을 걷다 보면 보이지 않게 된 사람들만큼이나, 보이지 않게 된 마을도 많아짐을 알게 된다. 한국의 마을은 나지막한 구릉지에 단층집들이 옹기종기 모여 있어, 저녁에는 굴뚝에서 밥 짓는 연기가 땅을 스치면서 흘러가는 낭만적인 풍경이었다. 그러나 이제는 들녘을 걸을 때 녹색의 논, 밭 사이로 뜬금없이 새하얀 2~3층 건물이 나타나고, 겁나게 높은 20층도 넘는 아파트가 세워지는 도회의 건설 모습을 보게 된다.

이제 기성세대에게 '우리가 어릴 적에……'라는 말은 어린 세대에게는 옛날 옛적 사진으로만 볼 수 있는 추상적인 이야기가 되었다. 아버지가 하는 말이 실감 나지 않는 이유이면서, 기성세대가 젊은 세대를 이해하기 어려운 이유가 되기도 한다. 분명 서로 부딪치고 살가워하면서 같이 살기는 하지만, 살아온 배경이 전혀 다른 두 세대의 유형이 되었기 때문이다.

걸으며 사회 속의 나를 돌아보면 우리는 사회를 새롭게 인식하게 된다. 추상적 의미의 사회에서 체감형 사회가 된다. 길을 걸으며 만나는 온갖 우연한 만남은 '우리는 어떻게 살아왔는가, 앞으로 어떤 사회 속에서 살게 될 것인가, 우리는 잘 살고 있고 잘 살게 될 것인가'와 같은 질문을 스스로에게 하게끔 한다.

그 질문은 형이상학적 관심이 아닌 두 다리로 걸으면서 눈과 피부로 보고 느낀 사소한 장소나 사회적 기능에 대한 질문이고, 매우 실체적인 답변을 찾아내려는 노력을 하게 한다. 그러다 보면 사회 속에서 나를 돌아보게 된다. 그러다 보면 내가 걷는 사회가 더 정겹게 되고, 더 장점이 많은 사회이면서 매우 훌륭한 역사를 가진 사회임을 느끼게 된다. 그 속에서 사는 내가 더 좋아지게 됨은 당연하다. 사회의 변화는 그 속에 사는 사람들의 운명의 변화이다. 길을 걸으며 시대를 관통하는 우리 사회와 개개인의 거대한 운명의 변화를 볼 수 있다.

걸어서 좋은 의학적 이유

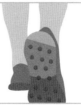

  내가 나의 인생을 살아가고 발전시킬 수 있는 것은 내가 내 의지대로 움직일 수 있을 때이다. 즉, 최소한의 건강을 유지할 때까지이다. 건강하지 못하면 내가 나의 인생을 운영할 수 없다. 내가 내 운명을 경영하기 위해서는 건강을 유지해야 한다. 그리고 걷기가 건강에 좋다는 것은 기본적인 상식이다.

  우선 걸을 수 있다는 사실 자체만으로도 현재 건강하거나 건강해질 수 있다는 가능성을 준다. 정신적 안도감을 주면서, 포기할 때 생기는 우울증을 치료하거나 예방할 수 있다.

  그리고 걷다 보면 뼈가 튼튼해진다. 골다공증 환자에게 걸으라고 하는 이유는 내 몸이 걸으면서 뼈를 다져서 밀도를 높이기 때문이다. 걸을 때 다리만 움직이는 게 아니다. 온몸을 이루는 600개 이상의 근육과 200개 이상의 뼈가 동시에 협응하면서 뼈마디를 강하게 하는 과정이 바로 걷기다.

이렇게 움직이려면 심장은 부지런히 움직여서 온몸에 피를 전달해야 한다. 그 과정에서 높은 혈압은 낮추어주고 낮은 혈압은 높여서 심장과 혈관의 정상화를 도모한다. 걸을수록 몸의 에너지는 사용되면서 불필요한 지방질을 줄여서 몸의 움직임이 부드러워진다.

이처럼 걷기는 체중감량은 물론 갖가지 생활습관병의 예방, 치료에도 좋다. 그래서 많은 의사들은 만병의 치료제로 걷기를 권한다.

이러한 걷기의 신체적 건강 증진 효과는 한방이나 양방 구분이 없다. 하지만 그 근본적인 이유는 다르다. 걸어서 좋은 한방효과, 양방효과 그리고 대체의학인 스본스도 효과를 알아보자.

(서)양의학은 병 자체를 중요시한다. 환자가 가지고 있는 증상과 의심되는 원인들의 연관성association을 찾고, 이들 중 인과관계causal effect가 증명이 된 원인을 찾아 이를 해결하기 위한 치료 방책을 찾아내려고 한다. 반면에 한의학은 종합 시스템으로서 인간 자체에 집중한다. 인간은 기와 마음과 정신이 조화를 이루었을 때 건강하다고 본다.

병에 대한 접근법이 다르기 때문에 치료법도 당연히 다르다.

서양의학은 주로 병의 원인(세균, 바이러스, 세포)을 찾아내 이를 정상화하는 항생제, 항바이러스제, 해당 부위에 대한 직접적 수술 등의 방법을 쓴다. 반면 한의학은 병의 원인이 되는 독성, 나쁜 기운 등을 치료하기도 하지만, 종합 시스템으로서의 환자의 정신과 육체의 조화와 균형의 유지에 관심을 기울인다. 한의학은 인간의 몸이 가진 자유치유력에 관한 다각적 치료법을 개발하는 데 집중한다.

전반적으로 보면 양의학은 병에 대한 직접적 공격을 통해 치료한다면, 한의학은 몸에 해가 되는 일은 가급적 피하면서 치료하려는 방어적인 입장을 가졌다. 그리고 새롭게 부상하는 스본스도KSS, Kims Sbon Sdo는 몸의 전체적인 균형과 무의식 신경의 활성화를 중요시한다. 서울 출생의 독일 거주 김세연 교수가 발견한 대체의학이다.

그는 KSNSKim schutz Nerren system(한국 사람 Kim이 발견한 우리 몸을 보호하는 무의식 신경구조)를 발견하고 이를 기반으로 한 새로운 치료법인 스본스도KSS를 창안하였다. '스본'은 병을 일으키게 하는 원인을 찾아가는 과정이며 '스도'는 몸이 스스로 치료할 수 있게 도와주는 과정이다.

스도포인트를 지압 또는 간단한 도구를 사용하여 우리 몸을 안전하게 보호하는 무의식 신경을 일깨우고 근육을 강화시켜

무너진 밸런스를 잡아서 몸이 스스로 치료하도록 하는 방법이다. 몸의 균형의 가장 기본은 발가락이며, 그중에서도 발가락에 퍼져 있는 신경의 활성화이다.

걸어서 좋은 한방효과

양방의 관점에서는 세포가 우리 몸의 기본이라면, 한방에서는 기氣와 혈血이 중요하다. 한방에서 기는 동물의 생명을 이어가는 활동력으로 에너지를 말한다. 혈은 신체의 물질적 바탕으로 영양분을 온몸으로 분배한다. 따라서 건강하기 위해서는 기와 혈의 순환이 잘 되도록 해야 하는데, 수많은 방법 중에 가장 으뜸으로 치는 기혈의 순환 촉진 방법은 바로 걷기이다. 내가 좋아하는 허준 영감께서는 그의 명저 《동의보감》에서 '약으로 고치는 것보다 음식으로 고치는 것이 낫고, 음식으로 고치는 것보다 걸어서 고치는 것이 낫다'고 하셨다.

한의학에 의하면 다리는 땅의 기운을 흡수하여 인체의 구조를 튼튼히 한다. 인간을 식물로 빗대어 보면 다리는 땅의 기운을 흡수하는 뿌리이다. 걷기는 그 뿌리를 강하게 하는 운동이다. 그리고 걷기 운동의 가장 큰 효과는 기혈의 순환을 원활하게 하여 우리 몸 세포조직에 양질의 산소와 영양분을 공급하고 노폐물을 밖으로 배출시켜 준다. 특히 걷기는 땅의 기운을 받아들이는 행위이다. 좋은 곳을 많이 걷는다는 것은 나의 기운을 강하게 하는 것이다.

걸어서 좋은 양방효과

한방이 기 효과와 혈액 순환과 같이 보이지 않는 시스템을 통해서 걷기의 건강 효과를 중시한다면, 양방은 주로 신진대사 활성화, 관절과 근육과 같은 보이는 시스템에 대한 효과를 강조한다. 이는 병을 보는 관점이 다르기 때문에, 치료 방법도 달라서이다. 그리고 한방과 양방의 공통점은 걷기를 건강의 최우선적 기본으로 삼고 있다는 점이다. 그것은 걷기가 인간 신체활동의 가장 기초가 되기 때문일 것이다.

신진대사는 새것을 받아들이고 옛것을 버린다는 의미로, 소화·배설·호흡·혈액 흐름 등으로 체내를 항상 신선하게 해야 한다. 걷기는 이런 모든 흐름이 원활하게 하는 가장 기초적인 대사활동이다.

요즘 걷기에 관한 양방의 관심을 가장 끄는 분야는 역시 족부 의학이다. 발은 총 26개의 뼈로 이루어져 있으며, 이는 우리 몸의 전체 뼈의 4분의 1을 차지한다. 그리고 19개의 근육과 30개의 관절로 이루어져 온몸을 지탱하는 부분이다. 많은 질병이 생겨나기 쉽다. 특히 현대의 신발은 발의 구조 변형을 일으켰다. 이에 대한 치료를 전문으로 하면서, 적절한 걷기에 대한 제안을 한다.

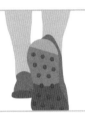

정신의 럭셔리 소비
- 걷기의 영성화

천천둘레길, 만보산책로, 숲속 힐링길, 명상산책길, 암자순례
길, 노을길, 다도의길, 회상길, 가족길, 사색길, 치유길, 행복의
길, 사랑의길, 소롱콧길……

대한민국에 있는 걷는 길의 이름이다. 길을 걸으면 영혼이 맑
아질 것 같다. 스페인 산티아고 순례길을 놀리간다고 하지 않
는다. 그리고 인위적으로 지어진 최근의 길 이름도 전혀 즐겁
지도 않고, 구체적 형상을 지닌 현실적 이름도 아니다. 손으로
잡기 어렵지만 걷다 보면 영혼이 맑아지고 현명해질 것 같은
이름이 다수이다. 육체적 필요성이 줄어드는 현대 기술사회에
서 당연하다.

이제 걷기는 단순한 육체적인 활동이 아니다. 육체적 활동으
로서의 걷기는 자동차가 대신해준다. 과거의 하위 병사나 비천

한 계급의 사람들이 보다 더 많은 권력을 가진 사람을 위하여, 전쟁이나 노동을 위하여 걸었다. 하지만 현대의 걷기는 스스로의 육체적 불편함을 감내하면서 걷는다.

걷는다고 해서 자동차를 이용하는 것보다 비용이나 시간이 절약되는 것은 아니다. 속초에서 해파랑길을 걸은 적이 있다. 대포항에서 외옹치를 지나 속초 해수욕장에서 커피 마시고, 동명항에서 건어물을 산 다음에 장사항까지 걸었다. 바닷길을 따라서 걸으며 두 눈이 시원해짐을 만끽했다. 서울에서 회색 건물만 보다가 끝없이 펼쳐지는 파란 바다를 보면 마음이 시원해진다. 그래서 내륙에 살다가 바다를 보면 정신이 순화되는 느낌이 좋다.

하지만 같은 비용으로 서울에서 즐기면 좀 더 푸짐하고 넉넉하게 맛있는 것을 즐길 수 있다. 우선 속초까지의 왕복 교통비와 하루 숙박비만 해도 만만치 않다. 그런데도 우리는 해파랑길을 걷기 위하여 이틀의 시간과 비용을 투자하였고, 앞으로는 틈틈이 시간을 내어서 부산부터 고성까지 동해안을 종주하는 해파랑길을 걸어보려고 한다.

물론 이렇게 걷기를 즐기는 것은 나만이 아니라 전 세계적인 열풍이 되어 있다. 그렇다면 왜 사람들은 육체적 고통을 무릅쓰면서 걸을까?

웰빙이라는 단어가 나오면서 잘사는 것에 대한 의문을 갖기 시작하였다. 웰빙은 자본주의의 극대화로 말미암은 현대 산업 사회의 병폐를 인식하고, 육체적, 정신적 건강의 조화를 통해 행복하고 아름다운 삶을 영위하려는 사람들이 늘어나면서 나타난 새로운 삶의 문화 또는 그러한 양식을 말한다.

쉽게 표현하면 '잘 먹고 잘살자'. 여행도 마찬가지이다. 급하게 자동차에 실려서 목적지에 던져지듯이 내려지면 증명사진 찍듯이 후다닥 찍고 다음 여행지로 쫓기듯이 했다. 그런 여행에서 인간의 감각은 사라지고, 새로움에 대한 전율도 상실한 채 한 장의 종이로만 보상된다.

그러나 만져지고 느껴지는 아날로그 사회에 살다가 추상적인 데이터와 가치로 이루어지는 디지털 사회로 전환되면서 감각이 사라지는 현실에 사람들은 불안을 느끼기 시작하였다. 사람들의 욕망은 불안하고 빠르게 변화하는 사회에서 느리고 구체적이며 감각이 살아있음을 갈구하게 되었다.

걷기는 인간의 가장 기본적인 육체 활동이다. 따라서 걷기는 인간이 할 수 있는 본질적 여행이기도 하다. 현대는 다양한 여행의 수단이 있다. 육체를 편하게 하는 자동차, 비행기, 캠핑카⋯⋯. 그런데 왜 가장 힘든 여행의 형태가 다시금 우리의 관심을 끌까?

다이어트를 위해 걷는 젊은 여성들, 건강을 위해 걷는 어른들, 우울증 치료를 위해 걷는 주부들까지. 이 모든 걷기 여행 붐에는 삶의 속도를 늦추고 나를 돌아보자는 취지가 담겨 있다.

그것은 우리가 만질 수 없다는 이유로 무시했던 영혼의 목적지에 대한 동경이다. 현대인에게 걷기는 그 목적지에 대한 순례이다. 실제로 걷기에 대한 관심을 불러일으킨 것은 파울로 코엘료의《순례자》이고, 그 순례는 스페인의 산티아고 데 콤포스텔라를 걷는 여행이다. 그 길의 끝은 성야고보의 성골함을 보기 위함이다.

한국적 걷기의 원조라고 할 수 있는 제주도의 올레길도 카미노에서 영감을 얻었다. 시초는 다분히 순례의 의미였다. 그런데 그 순례의 의미가 변형되고 있다. 만지고 느껴야 하는 아날로그적 인간이 추상적 데이터와 가치로 이루어진 디지털 세계에 산다. 빠르게 디지털화하는 세상에 서서히 흐르는 아날로그적 인간은 혼돈을 느낄 수밖에 없다.

그런 현대인에게 마음의 안식을 찾는 방법으로 두 다리로 걷기가 나타났다. 가상의 세계에서 잃어버린 좌표를 찾기 위한 몸부림이다. 걷기는 전혀 새롭지 않다. 그러나 사람들에게는 안도감을 주는 대단히 구체적이고 고전적인 방법이다. 뭔가 새로운 세계에서 익숙한 방법으로 몸으로 뭔가를 할 수 있는 일이 아직도 있다니, 얼마나 다행인가?

걷기. 일시적 유행이라고 보기에는 매우 많은 사람들이 오랫동안 유지해왔고, 앞으로도 계속될 것으로 보인다. 우리는 사회의 거대한 흐름의 변화를 메가트렌드라고 한다. 걷기 트렌드는 걷는 활동 중의 하나인 등산과는 또 다르다. 등산은 힘들어도 산에 오르는 활동에 중점을 두지만, 걷기는 '어디를 왜 걷는가?'도 중요하다.

즉, 테마가 있는 길들을 사람들이 찾기 시작했다는 점이다. 그런 점에서 이번 북한산 둘레길이 각 코스마다 고유한 이름이 붙어 있는 것은 그 지역이 갖고 있는 상징성을 표현하고, 그 길을 걷는 데 의미를 부여하고자 함이었다.

'건강, 여행, 레저, 의미, 영성의 회복, 경제성'

이처럼 걷기는 다양한 주제를 소화하면서 한국인의 놀이 문화를 바꾸어 가고 있다. 혼자도 할 수 있고, 여럿이도 할 수 있으면서 누구에게나 부담이 가지 않는 새로운 놀이 문화이다. 이제 우리는 생각날 때 아무 때나, 일상생활에서 입던 옷과 신발을 신고 지하철이나 버스를 타면 쉽게 걸을 수 있는 길을 즐기기 시작하였다.

하지만 우리는 도심의 콘크리트와 아스팔트로 포장된 길을 걷는 길이라고 하지 않는다. 흙이 있고, 자갈이 있고, 낙엽이 있고, 숲이 있으면서 의미가 주어진 길을 걷는 길이라고 한다. 그렇기 때문에 걷는다는 것의 지금의 한국적 의미는 단순한 여행이 아니라, 자연에의 본질적 회귀라고 할 수 있다. 좀 더 자연에 가까이 가고 싶어 하는 사람들의 마음이 걷기라는 메가트렌드를 만들어낸 것이다. 그 트렌드에 더 깊이 들어간 사람들 중에 점점 더 많은 사람들이 길을 맨발로 걷고 있다. 그들은 자연 즐기기와 건강 챙기기를 동시에 하고 있는 셈이다.

걷기를 즐기는 이들을 위하여 더 많은 좋은 길들이 조성되고 더 많은 사람들이 친환경적이면서, 코로나19와 고령화에 대응적인 레저를 찾는 요즘 걷기처럼 알맞은 야외활동이 없다. 그리고 사람들은 이제 걷기를 단순히 신체활동으로만 여기지 않고, 다양한 사람들과 교류할 수 있는 사교활동은 물론 숲을 거닐면서 스스로를 돌아볼 기회를 찾는 영성회복 활동으로 받아들이기 시작하였다.

앞으로도 걷기 열풍은 그 열기를 더해갈 것이 분명하다. 이제 사람들은 슬로우 레저, 올레길 식으로 표현하면 '놀멍 쉬멍 즐기기'가 새로운 대세가 되어가고 있음을 알아차리기 시작했다.

이러한 행사는 종교계에서도 무관심하지 않다. 어쩌면 걷기 열풍의 가장 큰 혜택을 받을 수 있는 또 다른 분야는 종교, 그중에서도 불교계가 될 소지가 크다.

애초부터 걷기 길의 원조라 할 수 있는 스페인의 까미노는 기독교적인 이야기를 바탕으로 하고 있다. 한국에도 기독교 성지가 여러 군데 있기는 하지만, 숫자가 적을뿐더러 거리상 떨어져 있어 어떤 연관성을 부여하기가 어려운 면이 있다.

하지만 불교계는 다르다. 예를 들면 월정사에서 주기적으로 개최하는 오대산 천년의 숲 옛길 따라 걷기대회는 월정사와 상원사가 가지고 있는 전설, 부처님 진신사리 그리고 천년의 숲이 어우러져 있다. 그야말로 현재의 걷기 열풍이 가지고 있는 기본적인 요소들인 종교적 이야기, 자연친화적 도로, 자아 성찰적 명상이 골고루 버부려져 있다.

이 같은 유리함은 산 속에 절이 많은 불교계로서는 활용도가 높은 새로운 이벤트의 출현이다. 현대 들어서 모든 종교의 신도 수가 줄어들고 있는 상황에서 종교계는 좀 더 많은 신도, 잠재적 신도와 능동적으로 교감할 수 있는 기회가 생긴 셈이다.

우선 자아 성찰적 명상은 불교의 기본 도리이다. 제주 올레길을 개척한 서명숙 제주올레이사장도 자아에 대한 고민 끝에 스페인의 까미노를 걸었다. 파울로 코엘료의 《순례자》도 역시 삶과 자아성찰이 주제이다. 종교적 이야기는 한국의 어느 산골엔들 불교와 관련된 이야기가 없을까.

또한 자연친화적 도로는 대부분의 절들이 산 속에 위치하여 도시의 지방자치단체들과는 달리 굳이 걷기용 길을 개발하지 않아도 된다. 이전까지만 해도 불평거리였던 절로 연결되는 비포장도로야말로 걷기 마니아들이 가장 좋아하는 자연친화적 도로이기 때문이다.

여기에다 그저 자연을 온몸으로 느끼기 위하여 신발을 벗자고만 하면, 걷기 명상의 더없는 근거지가 되는 것이다. 베트남의 불교승려인 틱낫한이 주장했던 걷기 명상의 관념을 한국적으로 조금만 고치면 된다.

파울로 코엘료는 까미노를 유명하게 했고, 서명숙은 제주 올레를 만들었다. 시간이 갈수록 한국의 걷는 길의 길이와 아름다운 풍광이 더 많이 개발될 것이다. 하드웨어는 이제 꽤 갖추었다고 할 수 있다. 이제 걷기에 대한 소프트웨어가 필요할 것이다. '왜 걷는가?'에 대한 성찰적 주제와 자연친화적인 요소가 어울리면서 우리를 흥겹게 하는 이야기를 가장 잘 만들어내는 길이 앞으로 한국의 까미노 자리를 차지하게 될 것이다.

걷는 환경의 변화

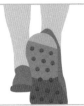

원시적인 길

태초에 발이 있었다. 발이 있으니까, 지구에는 길이 생겼다. 그 길을 따라 사람들은 걸어 다녔다. 그런데 어느 순간, 길에는 위험한 마차와 자동차가 사람을 위협하였다. 위기를 느낀 사람들은 다시 마차와 자동차 없는 길을 만들기 시작하였다. 그렇게 생긴 둘레길, 산책길은 태초에 동물이 만든 길, trail이라고 불린다. 길도 돌고 돌아 trail에서 시작하여 다시 trail로 사람들이 걷기 시작하였다.

약 300만 년 전 유인원은 나무에서 내려와 어설픈 직립보행을 시작했다. 그리고 이들은 다른 동물들이 다니는 길을 따라

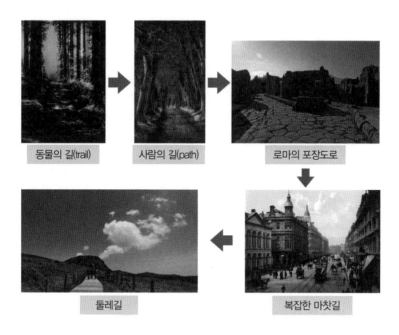

동물의 길(trail) | 사람의 길(path) | 로마의 포장도로

복잡한 마찻길

둘레길

걸었다. 동물들이 물을 마시러 다니던 길 또는 계절적으로 이 동하던 길을 유인원들도 이용하였다. 동물의 길은 아주 좁고 때로는 사라지기도 하는 길, trail이었다. 인구 밀도가 높지 않았던 중세까지만 해도 사람이 다니는 길은 동물이 만들어 준 trail 이 많았다.

그러다 차차 사람의 왕래가 잦아지면서 비로소 사람의 길, path가 생기기 시작했다. 그러나 path와 trail의 차이는 많지 않았다. 인간의 문명이 나타나면서 비로소 포장도로가 생겼는데, 로마가 식민지와의 연결을 위해 만든 돌 포장길이 가장 유명하다. 로마의 포장도로는 실로 엄청나서 총 길이 15만 km 정도로 동쪽으로는 터키, 서쪽으로는 스페인, 북쪽으로는 영국, 남으로는 북아프리카까지 이어졌다.

이렇게 훌륭한 로마의 길도 중세에 들어서면서 관리 소홀로 방치되어 도로는 갈라지고 끊기는 길이 많아졌다. 하지만 중세까지만 해도, 조선시대까지만 해도 길은 인간이 걷기 위해 존재했고, 인간이 우선이었다.

인공적인 길

그런데 길에 말이 끄는 마차가 생기고, 기름으로 달리는 자동차가 생기면서부터 길의 주인은 더 이상 인간이 아니게 되었다. 말을 이용한 마차가 거리를 달리기 시작한 것은 그리 오래전이 아니다. 불과 200여 년이 채 되지 않았다. 그전에 말이나 마차를 타고 달리는 사람은 전쟁을 하는 군인뿐이었다. 유럽은 1800년대, 한반도는 조선 후기에 마차가 부자와 귀족을 위한 교통수단이 되었다.

조선 최고의 발명가 장영실이 만든 마차를 타고 세종이 경기도 이천으로 온천욕을 갔는데 중간에 바퀴가 빠지는 사고가 났다. 장영실은 의금부에 투옥됐고, 불경죄로 파직까지 당했다.

이 사고로 마차 보급은 중단되었다고 한다. 장영실도 마차 사고의 희생자였던 셈이다.

마차를 이용한 교통과 운송이 늘어나면서 길을 걷는 것은 위험한 일이 되었다. 마차가 가는 길과 사람이 가는 길의 구분이 없었기 때문이다. 점차 마차 사고로 사람이 목숨을 잃는 사고가 자주 발생하자 마찻길과 인도를 구분하기 시작했다.

이제 길의 한가운데, 즉 길의 주인공이 다니는 도로 중앙이 아닌 곁으로 사람이 밀려났다. 길의 주인공은 사람이 아니라 마차가 되고 엔진이 생기면서 자동차로 넘어갔다. 시속 100km로 달리는 자동차를 피해서 시속 5km의 사람은 겁을 내며 움츠리고 길의 바깥으로 거리를 걸어야 했다.

하지만 아직도 모든 도로가 차도와 인도로 구분되어 있는 것은 아니다. 여전히 지방의 작은 길들은 보도가 없는 국도나 지방도로가 많다. 여전히 그런 곳에서는 걷다가, 자전거를 타고 가다가 차에 치여 숨지는 일이 다반사이다. 자동차가 생긴 이래로 정부의 도로 정책은 자동차 소통 위주였다. 사람은 안중에도 없었다. 아무리 조심해도 사람들은 피해를 보았다.

미국에서는 자동차 보급이 많이 늘어나기 시작한 제1차 세계대전 이후, 단 4년 만에 교통사고 사망자 수가 전쟁 중 프랑스에서 사망한 전사자 수를 넘어서게 되었다. 한국에서 연간 교통사고 사망자 수는 2015년 4,621명에서 2016년 4,292명, 2017년 4,185명, 2018년 3,781명, 2019년 3,349명으로 꾸준히 감소하는 추세이기는 하다. 하지만 여전히 길을 걷는 것은 위험하고 조심해야 하는 일이다. 거리를 즐긴다는 생각을 갖기 어려웠다.

길을 아무리 만들어도 만드는 만큼 교통량은 늘어났다. 도로를 늘리는 것은 전체적으로 교통 상황을 더 악화시킬 수 있다는 다운스-톰슨 역설Downs-Thomson paradox은 자동차 위주의 도로 정책을 다시 생각하게 만들었다.

도로의 증가는 세 가지 즉각적인 효과를 나타나게 한다. 이 이론에 따르면 다른 경로를 이용하던 운전자는 확장된 도로를 쓰기 시작하고, 이전에 혼잡하지 않은 시간대에 통행하던 사람들이 혼잡한 시간에 이동하게 되며, 대중교통 이용객들은 자동차를 타기 시작한다. 결국 도로에 나오는 자동차의 수가 늘어나면서 도로는 더 혼잡하게 된다고 하며, 이는 실제로 증명되었다. 도로는 더 이상 사람이나 자동차를 위한 길이 아니게 되었다.

다시 인간적인 길

이에 대한 반성으로 인간이 보다 편하고 쾌적하게 길을 만들자는 세계적인 움직임이 나타났다. 한국도 보행자를 위한 길을 만들기 시작하였고, 도시의 복잡하고 위험한 자동차 위주의 도로 개설에서 탈피하였다. 차를 위한 길을 없애고 사람을 위한 면적이 넓혀지기 시작하였다. 보행자의 종말에서 보행권의 확보가 탄생한 것이다.

광화문 거리는 중앙의 대부분을 사람들이 노닐 수 있게 만들고, 대학로는 주말이면 차량의 통행이 통제되고 사람들 위주로 운영된다. 도시만 그런 것이 아니다. 도심을 벗어나 자연을 즐길 수 있도록 북한산 둘레길, 제주도 둘레길, 지리산 둘레길 등 오래전부터 동물과 사람이 발로 다져놓은 길을 되살리고 있다. trail(동물 길)과 path(사람 길)가 오랜 기간의 버려짐에서 벗어나 트레일 또는 걷는 길이라는 이름으로 되살아나고 있다. 사람의 인생역정이 돌고 돈다는 말만큼이나 길의 역정도 돌고 돈다.

이제 길의 환경은 다시 인간에게 주어지고 있다. 그 길을 사람들은 두껍고 무거운 신발을 버리고 맨발로, 맨발처럼 가볍고 얇은 신발을 신고 걸으면서 자연과 동화되려고 애쓰고 있다.

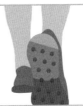

걷기와 경제 환경의 변화

비즈니스를 위한 걷기

'더 높게, 더 빠르게, 더 힘차게'는 올림픽 구호이다. 수렵채집 시대 원시인들의 생존 조건이었다. 빨리 달리고 더 높이 나무 위로 올라가고 힘이 센 사람이 생존에 유리했다. 이 시대의 가장 중요한 생산요소는 바로 육체노동이었고, 이 결과물을 다른 사람과 나누기 위하여 옮기는 수단 역시 인간의 두 다리였다. 온전히 짊어지고 이고 걸어가서 부락까지 옮겼어야 했다.

수렵채집의 다음 시대는 농경시대였다. 수렵시대에는 사냥을 하기 위하여 1인당 평균 10km²의 토지가 필요했지만, 건조지 농경에는 1인당 500m²만 있으면 되었다. 멀리 돌아다닐 필요는 없었지만, 모든 생산 활동은 자신의 부락 근처를 떠나지 않으며 농기구와 추수한 곡물을 온전히 사람의 힘으로 옮겨야 했다.

그렇게 힘들게 300만여 년을 지내고서야 인간은 비로소 바퀴를 발명하고 물고기의 유선형을 본뜬 배를 만들기 시작하였다. 그러나 바퀴가 운송으로 쓰이기 시작한 것은 그보다 한참 뒤로, 기원전 2000년에야 인간이 끄는 수레가 나온다. 그러니까 최초의 운송수단은 육상에서 나온 것이 아니라 수상에서 나온 배이다. 말을 길들이기 시작한 것은 기원전 3100년이다.

우리나라의 전통 육상 수송 수단은 고구려 무용총의 벽화에서 찾아볼 수 있다. 무용총의 벽화에는 다양한 용도의 수레와 수레 보관용 차고가 그려져 있어, 고구려 시대에 이미 마차 및

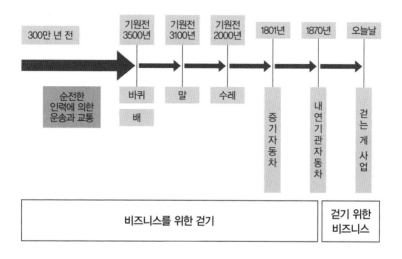

말 수레를 매우 광범위하게 활용하였음을 알 수 있다. 이후 19세기 말에 자동차가 운송수단의 주역이 되기까지 인간의 주된 운송수단은 사람의 보행과 더불어 말과 낙타였다.

　그러니까 19세기 말까지만 해도 마차와 배가 있기는 했지만 운송 가능한 무게는 말, 낙타가 움직일 수 있는 게 한계였고, 속도는 인간의 걸음 속도인 시속 5~6km, 하루 약 20km 정도의 이동이 한계였다.

　목화솜 두 개가 꽂힌 패랭이, 긴 지팡이를 짚고 봇짐을 멘 조선의 보부상들의 이동 속도가 이 정도였을 것이다. 이들은 부피가 큰 짐은 등짐, 작은 짐은 봇짐으로 갖고 다녔다. 국립민속박물관의 자료에 의하면 '모시 생산으로 유명했던 충남 부여·한산 지역 보부상이 각 마을의 5일장을 돌아다닌 거리를 계산해 보면 한 달에 396.6km, 1년이면 4759.9km를 걸었으며 30년간 보부상 생활을 한다면 지구를 3.6바퀴 도는 셈'이라고 한다. 이러한 추세를 보면 길어야 최근 200년 전까지만 해도 경제의 속도는 인간의 걷는 속도와 같았다.

　그러나 운송수단의 속도가 빨라지면서 걷는 것은 전혀 경제적이지 않게 되었다. 시속 100km로 나르는 시대에 시속 5km의 보행은 비능률의 상징이 되었다. 시속 50km의 속도로 20만여 톤의 화물을 운송하는 배와, 시속 1,000km의 속도로 100톤의 화물을 날려 보내는 비행기가 등장하면서, 사람이 직접 만나고 만지고 걸어가면서 하던 인간적 비즈니스는 사라졌다. 부산에서 낙타 30마리에 실릴 분량인 9톤의 상품을 보내기 위하여 배를 이용하면 한 달 정도, 비행기를 이용하면 하루 밤이면 충분하다.

비용으로 따진다면 배를 이용할 경우 내가 했던 양말은 해상 운송비가 전체 상품 가격의 5% 내외 정도에 불과하다. 그러나 낙타를 이용하면서 6~7개월 걸린다면 상품 가격에서 운송비가 차지하는 비율은 적어도 50% 이상이 되어야 한다. 심지어는 운송비를 더한다면 10배 이상의 차이가 나는 것은 당연하다. 그만큼 운송 수단의 효율화가 이루어졌다. 더 이상 걸어 다니며 사업을 영위할 이유가 없어졌다.

걷기 위한 비즈니스

인간을 먹여 살렸던 두 다리는 두 손에게 그 역할을 넘겨주고 가능한 한 쓰지 않는 것이 사업성이 높은 사업이다. 돈과 화물을 움직이는 것은 새로운 운송 수단에 넘겨주는 대신, 발보다는 손이 중요한 역할을 하기 시작하였다. 자동차 운전은 손으로 하고, 전 세계와 연결된 인터넷 커뮤니케이션도 손으로 하고, 비즈니스 상대와 대화도 얼굴 보며 하는 것이 아니라 손으로 쓴 글로 하기 때문이다.

시속 5km로 움직이던 인간은 이제 빛의 속도로 동서양을 오가며 비즈니스를 해야 한다. 발로 하던 아날로그식 속도는 구태의연하다 못해 벗어 던져야 하는, 낡은 외투가 되어버렸다. 그리고 디지털시대에 걸맞은 정보의 흐름을 새롭게 만들어내야 한다는 것이다. 그것은 바로 끊임없이 변화하고 남들보다 빨라야 하는 파괴적 경쟁의 시작이었다. 세계화와 정보통신화가 진전되면서 다리를 많이 쓰는 직업일수록 천대받았다.

그렇게 보행의 종말이 도래하던 와중에 걷기를 위한 비즈니스가 출현하였다. 걷기가 다시 경제적 행위가 되었다. 지나치게 빨라진 속도에 대한 인간의 피로감이 다시 느림의 미학을 불렀기 때문이다. 하지만 비즈니스의 근본은 바뀌었다. 걷기를 통한 비즈니스에서 걷기를 위한 비즈니스가 출현한 것이다.

과학과 교통수단의 발전은 인간에게 늘 이롭지만은 않았음을 인간은 깨달았다. 대량생산·대량소비 시대에는 시속 5km로 사는 것은 뒤처진 것이고 게으른 것으로 치부되었다. 정보통신의 시대에 익숙해지면 익숙해질수록 적응해야 하는 시간은 더욱 더 빨라져 가기만 했다. 이러한 인간이 적응하기에 지나치게 빠른 변화와 속도에 반기를 든 사람들이 나타나기 시작했다. 이들은 빠르고 능률적인 삶 대신에 느린 삶인 슬로우 라이프Slow life를 추구한다.

이들은 여행을 갈 때도 시속 300km의 KTX를 타기보다는 시속 60km의 무궁화호를 타면서 주변 풍광의 변화를 즐긴다. 이제 걸어서 돈 번다는 개념은 사라지고, 걸으면서 우아하게 돈을 쓴다는 개념이 생긴 것이다. 그리고 이들을 위한 비즈니스가 생겼다. 걷기를 위한 여행클럽, 걷기를 위한 인터넷 카페, 걷기를 갈망하는 사람들을 위한 여행 책의 발간 등등.

걷기는 남이 시켜서 하는 노동이 아니라 즐기고 사색하는 자발적 행위가 되었다. 걷기에 대한 관념과 의식의 변화가 걷기를 위한 비즈니스를 탄생시킨 것이다. 그리고 비바미는 맨발 느낌으로 걷는 신발로 새로운 비즈니스의 대열에 참여하고 있다.

2장

걷기와 인체구조

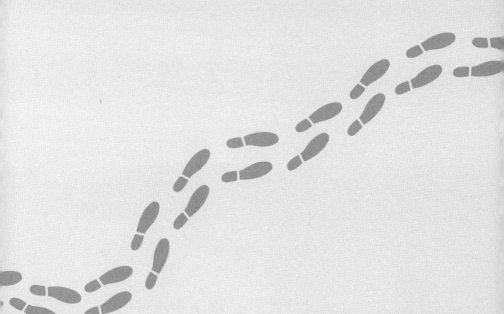

전통 의학에서 질환의 유무와 병명을 찾아내는 진찰과정을 스본(스스로 본다)이라 하면, 스본을 통하여 찾아낸 병의 원인을 제거하고 치료하는 과정을 스도(스스로 도와준다)라고 한다.

KSNS와 무의식 신경

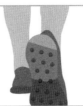

KSNS 소개

KSNS(스본스도)의 가장 새로운 개념은 바로 무의식 신경이다. 서울 출생의 독일 거주 상트페테르부르크 의과대학 명예교수 김세연이 발견한 대체의학이다.

무의식 신경은 '감각과 운동을 관장하는 체성신경으로, 생명체에 작용하는 중력으로부터 몸을 보호하기 위해 무의식적으로 반응하는 신경구조로 의식의 지배를 받지 않는 불수의 신경'이다. 이 신경을 발견한 김세연은 이를 KSNS라고 명명하였다.

독일 의학박사 카를 필하버Karl Vielhaber 교수는 '김세연은 움직이는 인간을 관찰하는 과정 속에서 새로운 의학의 길을 발견했다'고 했다. 그는 또한 신경 고장을 찾아내어 치료하는 과정을 통해서 짧은 시간 내에 수동적인 치유 방법을 통하여 한쪽으로 쏠려진 근육을 다시 대칭 상태로 균형을 잡아줌으로써, 한쪽으로 마모되었던 관절을 다시 정상 상태로 되돌린다고 한다.

김세연은 그런 과정을 통해서 몸이 스스로 치유할 수 있는 자연법칙을 세웠다고 하였다. KSNS는 해부 의학적 지식과 섬세한 두 손의 감각 기능을 통해서 진단과 치료 과정이 이루어지므로 어렵지 않게 습득할 수 있기도 하다.

KSNS는 몸의 전체적인 균형과 무의식 신경의 활성화를 중요시한다. 지압 또는 간단한 도구를 사용하여 우리 몸을 안전하게 보호하는 무의식 신경을 일깨우고 근육을 강화시킨다. 이로써 무너진 밸런스를 잡아서 몸이 스스로 치료하도록 하는 방법이 바로 KSNS다.

전통 의학에서 질환의 유무와 병명을 찾아내는 진찰과정을 스본(스스로 본다)이라 하면, 스본을 통하여 찾아낸 병의 원인을 제거하고 치료하는 과정을 스도(스스로 도와준다)라고 한다. 스본 스도에서 몸의 균형의 가장 기본은 발바닥이며, 그중에서도 발가락에 퍼져 있는 신경의 활성화를 그 시작점으로 한다. 독일의 빌프리드 베르크만 교수는 KSNS를 동아시아의 전통성을 지닌 동양의학과 서양의 의학과도 일절 연관성을 갖지 않는 창의적인 독특성을 가지고 있다고 높이 평가하였다.

스본스도는 비교적 최근에 생겼지만, 그 탁월한 효과로 인하여 치료 방법을 한방, 양방은 물론 물리치료사, 체형교정원 등에서도 많이 활용하고 있다.

김세연 교수는 인체를 공학적 기계구조와 신경망의 네트워크로 보았다. 기계적 구조는 뼈와 관절의 수평 수직을 유지하면서 몸의 무게중심이 늘 몸 안에 있어야 한다. 그리고 뼈, 근육, 관절은 서로 단단하면서도 유연하게 고정되어 있다. 이렇게 됨으로써 사람이 걸어다닐 때 머리끝부터 발끝까지의 모든 관절과 척추가 용수철처럼 진동하는 모습을 통해서 에너지가 아주 적게 소모하도록 몸의 구조가 되어 있음을 기계적으로 설명한다.

그리고 그 구조가 유기적으로 명령을 내리면서 안전을 유지하게 하는 것이 바로 무의식 신경이다. 사람이 수갑을 찼을 때 아무리 빨리 달리고 싶어도 달릴 수 없는 것은 신체의 안전을 위하여 무의식 신경이 관절의 움직임을 제한하기 때문이다. 몸 전체를 축과 스프링이 달린 진자운동체로 보면 무의식 신경은 축의 중심을 안정시키려는 기계인 셈이다.

이런 균형이 깨졌을 때 인체는 갖가지 질병에 시달리게 된다. 이 질병을 스본스도는 불균형이 생겨난 곳과 무의식 신경이 과도하게 작용할 때 생긴다고 본다. 그러면서 스본스도는 몸의 기초를 발, 그중에서도 엄지발가락으로 본다. 양쪽의 발바닥과 발가락이 좌우균형과 앞뒤로 수직을 이루게 하면서 뼈와 근육을 조절하는 신경과 근육을 눌러 자극, 활성화하면서 치료한다.

스본스도의 장점은 치료자가 경험으로 터득한 손과 눈의 감각으로 불균형점을 찾아내기 때문에 병원에서 필요로 하는 각종 고가의 장비와 검사 등이 필요하지 않는다는 점이다. 근골격계 질환에 특히 뛰어난 치료 효과를 보인다.

이와 같이 KSNS를 찾아내고 널리 알리기 위하여 노력한 공로를 인정받아 2012년 유럽 과학 예술 아카데미European Academy of Sciences and Arts에서 노벨 의학상 후보로 추천되었으며, 2019년 상트페테르부르크대학교에서 주임교수로 임명되었다. 유튜브에는 그가 찍은 동영상 400여 개가 있으며, 저서로는 《새로 발견된 자연의학의 이론과 실습 KSS》가 있다.

KSNS가 독일, 러시아 그리고 한국에서 인정받고 활기를 띠어가던 2020년 8월 김세연 교수는 독일 퀼른에서 의료사고로 이 세상을 떠나고 말았다. 현재 그의 연구 성과로 건강이 좋아진 많은 사람들이 KSNS를 발전시키기 위한 노력을 하고 있으며, 독일과 러시아에서도 꾸준하게 세미나를 개최하고 있다.

무의식 신경은 어떤 역할을 하나?

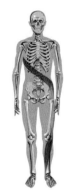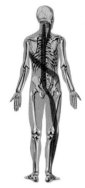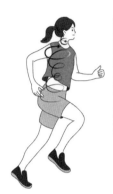

어깨부
어깨 동작과 분리

등뼈부
어깨와 반대 회전

허리부
골반 회전시킴

사람이 수갑을 차면 왜 달리지 못할까? 팔을 못 움직여서 그렇다. 그렇다면 사람은 왜 두 팔을 움직여야 잘 걷고 뛸 수 있을까? 그리고 왜 오른발을 내디딜 때 왼팔을 움직여야 할까?

그것은 몸의 균형을 유지함으로써 걸을 때 소비되는 에너지를 최소화하기 위함이다. 위의 그림에서 보면 발의 근육과 신경이 몸의 반대쪽으로 연결되어 있다. 이 과정에서 버티는 힘을 만드는 엉덩이도 좌우로 흔들린다. 엉덩이를 중심으로 발의 내미는 힘을 발생시키면서 이에 대한 반작용으로 상체가 비틀린다.

따라서 걸을 때 오른발을 내밀면 엉덩이와 상체는 왼쪽으로 비틀려야 한다. 그리고 척추의 맨 윗부분에 달려있는 머리 역시 왼쪽으로 비틀리게 된다. 이는 상당한 에너지를 소모하면서 균형추의 움직임이 커서 다시 균형 잡는 힘이 많이 요구된다.

그런데 등 근육, 신경과 연결된 팔을 흔들면서 상체가 비틀리는 힘을 소모시킨다. 팔을 고정하고 걸으면 고정하지 않았을 때보다 약 63%의 에너지가 더 소모된다. 팔을 앞뒤로 흔들면 63%의 에너지를 더 효율적으로 사용할 수 있다. 그렇다면 63%의 에너지를 더 사용할 의향이 있어도 왜 빨리 달리지 못할까? 범죄자가 수갑을 찼을 때 쫓아오는 형사에게 도망가기 위하여 전력을 다해 질주해야 함에도 불구하고 수갑을 찬 범죄자는 뒤뚱거리며 빨리 달리지 못한다.

이는 김세연의 KSNS에 의하면 몸 전체의 균형이 맞지 않는 상태에서 마음먹은 것처럼 달리면 인체의 안전에 문제가 생기기 때문이다. 넘어지거나 의도하지 않은 방향으로 갈 수 있다. 이러한 사고를 방지하고 안전을 도모하기 위하여 무의식 신경이 빨리 달리지 못하도록 제동을 걸어준다고 한다. 다시 수갑을 풀 때 무의식 신경은 다리 근육과 상체가 정상적으로 움직이도록 브레이크를 풀어준다.

그렇다면 무의식 신경은 왜 자기 몸에 브레이크를 걸면서 더 빠르게 움직이거나 더 자연스럽게 움직이지 못하게 하는 역할을 하는지 궁금해진다. 이러한 의문은 역시 서양의학에도 여전히 있다. 바버라 에런라이크가 지은 《건강의 배신》에는 '면역체계는 해로운 세균으로부터 보호하지만, 과잉 반응으로 오히려 병을 악화시키는 경우도 있다'라는 설명이 나온다.[9]

20세기 중반 오스트레일리아의 면역학자 프랭크 버넷은 면역체계의 진짜 기능은 자기self와 비자기non-self를 구분하는 것이라고 했다. 자기는 신체조직을 말하고, 비자기는 세균과 같은 이물질을 말한다. 유기체는 암세포와 정상세포 사이에서, 혹은 면역체계와 신체의 다른 조직 사이에서 끊임없이 갈등이 일어나는 장소라고 한 셈이다.

홍성욱은 그의 책 《포스트휴먼 오디세이》에서 생명체의 특성 중 하나는 그것을 이루는 구성 요소들이 끊임없이 상호 작용하는 것이라고 했다. 이런 상호 작용은 외부에 어떤 기여를 하기 위해서가 아니라, 생명이라는 자기 자신을 만들어내기 위해 이루어진다는 의미다.[10]

생명은 기본적으로 그 구성 요소들이 살아있는 시스템을 만들어내기 위해 상호 작용하는 닫힌 네트워크와 비슷했다. 다시 말하면, 생명체 안에서 상호 작용하는 모든 구성 요소는 생명

9) 바버라 에런라이크 지음, 《건강의 배신》, 부키, 2019
10) 홍성욱 지음, 《포스트휴먼 오디세이》, 휴머니스트, 2019

이라는 자신을 지시하는 것이라 할 수 있다.

마찬가지로 의식 신경과 무의식 신경이 서로 상호 작용하면서 살아있는 시스템으로 만드는 것이 아닐까 하는 생각이 들었다. 의식 신경이 무언가를 하고자 할 때도 마음대로 자기 몸을 움직이지 못하는 것은 무의식 신경의 작용 때문인 것으로 추상할 수 있다. 생명은 입력을 알면 출력을 가늠할 수 있는 단순한 기계가 아니라는 것이다.

보이는 의식신경처럼 무의식 신경도 자기 몸에 글을 쓰는데, 이것이 서로 영향을 주며 새로운 몸이 되는 것은 아닐까 하는 것이다. 책에 비유하자면 생명체는 독자를 위해 쓰인 소설책이 아니라, 자신에 대해 쓴 책과 같은 것이다. 마우리츠 에스허르가 그린 손 그림처럼 생명은 스스로를 그리는 손이었다.

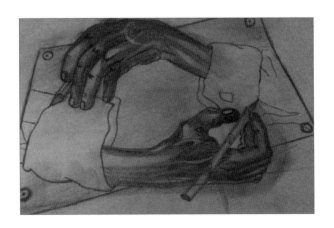

이런 신경은 늘 완벽하게 작동하는 것은 아니다. 신경조직은 매우 자주 고장이 나고, 그렇게 되면 근육에 주는 운동 명령이 정확하지 않고 왜곡되거나, 명령을 내리는 속도가 느려지거나, 때로는 엉뚱한 행동을 하도록 한다. 이러한 신경 고장의 원인은 외부적인 요인 즉 수술이나 사고로 신경망이 끊어지거나, 혈관 이상으로 피의 공급량이 줄어들었을 때 자주 생긴다.

이때 무의식 신경은 근육이 빠른 속도로 반응해야 하는 자극이나 무의식적으로 반응을 일으키는 반사작용으로 근육을 움직인다. 반면에 의식 신경은 느리고 큰 힘이 들어가는 일에 작동한다. 의식 신경구조에 이상이 생겼을 때는 의학적인 진찰과 치료가 가능하지만, 무의식 신경구조에 이상이 생겼을 때는 현대 의학으로 파악하기가 어렵다.

그렇다면 우리 몸 안에서 일어나는 세포 간의 갈등, 의식 신경과 무의식 신경 사이의 갈등, 자주 일어나는 무의식 신경의 고장을 해결하는 방법은 무엇일까?

아직 인간이 해결 방안을 모두 찾아내지는 못하였다. 더구나 의식 신경과 무의식 신경 사이의 갈등은 김세연에 의하여 매우 최근에 찾아낸 새로운 갈등이다. 현대 의학이 자기와 비자기 세포 간의 갈등을 완화시키는 방법을 조금은 찾아낸 듯하지만, 의식 신경과 무의식 신경 사이의 갈등은 이제 막 시작하였다.

이제까지 의학은 의식이 가능하고 물리적으로 확인 가능한 의식 신경구조만을 연구했다. 하지만 근육의 움직임, 피의 흐름, 내장 기관의 기능 등 인체 활동의 상당 부분은 두뇌의 조절과는 관계없이 개별적 기관들이 유기적으로 협응하며 생명을 유지한다. 김세연의 KSNS에서 무의식 신경은 다음과 같은 특징을 갖는다.

KSNS의 특징

❶ 두뇌가 전혀 의식할 수 없는 여러 가지 기관에 내려지는 신경명령체계이다.

❷ 척수신경에 의해 움직이는 모든 근육에게 의지보다 강한 절대적인 통제권을 가지고 있고, 작은골과 연결되어서 무의식으로 기억, 저장된다.

❸ 24시간 쉬지 않고 온몸에 작용한다(잠잘 때도 근육이 한쪽으로 경직되지 않도록 스스로 자세를 바꾸게 한다).

❹ 통증이 있거나 없더라도 근육의 한 부분이 약해진 것을 찾아내며 그 약해진 것을 대신하여 다른 근육에 명령을 내려 임시로 보조하는 역할을 한다. 이 상태가 오래 계속되면 보조 근육에 문제가 생긴다.

❺ 몸이 안전한 자세를 취할 수 있도록 앉았을 때나 서 있을 때 무게중심의 균형을 이루어서 쓰러지지 않게끔 온몸의 근육을 조절하는 일을 한다.

❻ 건강한 몸이지만 균형을 잃어버리는 자세가 되면 강한 힘을 쓰지 못하도록 통제한다(두 손에 수갑을 차면 빠른 속도로 뛸 수 없다. 아무리 생명의 위협이 있어서 빠르게 뛰려고 해도 빠른 속도로 뛸 수 없다).

❼ 무리하여 지쳐 있거나 다친 근육을 사용할 때에는 더 큰 고장을 일으킬 가능성이 있어서 몸이 스스로 회복되거나 치료될 때까지 활동범위의 각도와 힘의 크기를 통제하거나 또 사전에 통증을 일으켜서 예방하게 한다.

❽ 몸이 일을 하거나 걸어갈 때 에너지 소모가 가장 적은 방향으로 하도록 명령한다(일할 때 스스로 편한 자세를 찾아낸다. 무거운 물건을 들 때 두 발을 벌리는 자세로 들어 올리도록 한다. 어린아이가 스키를 탈 때 어른처럼 두발을 모으지 않고 두 발을 벌린 상태로 스키를 탄다. 어깨에 긴 통나무를 얹고 이동하려 할 때 통나무의 무게중심을 찾아서 들어 올린다).

❾ 걸어갈 때 척추와 발 근육이 용수철 작용을 하게 하여 지면과 작용·반작용을 하며 걷는다. 딱딱한 땅을 걸어가면 편하고 푹신한 모래사장을 걸으면 빨리 지치고 피곤하다. 이것은 발의 용수철 작용 때문이다.

❿ 긴급한 상태가 이루어질 경우에는 근육에게 일반적 힘의

한계를 넘어서 최대치를 명령한다(불이 나면 평상시 넘을 수 없는 높은 담을 뛰어넘게 한다. 긴급 시 또는 재채기, 모래·먼지에 눈꺼풀이 닫히는 경우, 기침하는 경우 등에 작용되는 반사신경도 포함되어 있다).

⓫ 외부의 강한 자극, 몸에 느끼는 통증, 정신적인 자극, 두려움, 슬픔, 놀람, 의식 구조가 감당할 수 없을 때는 생각할 수 없도록 무의식 기절 상태로 바꾼다.

⓬ 직접 뇌에서 나온 12가지 뇌신경도 무의식 속에 절대적인 통제와 반사작용을 일으킨다.

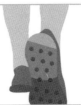

걷기, 흔들거림의 역학

장력통합성

제임스 얼스James Earls는 그의 저서《보행 운동학》에서 사람의 움직임을 딱딱한 요소인 뼈와 탄력적 요소인 근육, 근막의 통합체로 재구성하였다.[11] 뒷장의 그림은 나무와 고무줄로 연결한 구조체 각 부분의 힘이 전체적으로 연결됨을 보여준다. 이러한 시스템을 완전성integrity과 긴장력tention의 조합어인 장력통합성tensigrity이라고 한다.

장력통합성 구조의 특징 중 하나는 그 구조의 전체에 걸쳐서 긴장력에서 변화 또는 스트레스를 분산시키는 능력이다. 지

---

11) 제임스 얼스 지음, 《보행 운동학》, 영문출판사, 2017

나치게 많은 긴장력은 경직도의 증가로 이어져 구조체가 붕괴될 수 있다. 또한 긴장력의 지나친 감소는 그 구조 자체의 완전성, 즉 온몸의 힘과 속도의 반응 약화로 이어진다. 장력통합성의 두 번째 특징은 구조체에 적용된 힘은 전체를 통하여 분산되며, 일단 긴장이 제거되면 구조체는 정상적인 안정의 균형으로 복귀한다는 것이다.

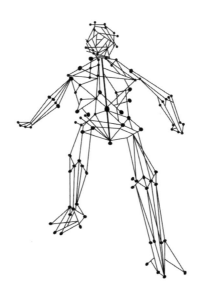

위 그림처럼 만들어진 모형을 건드리면 밀리는 듯하다가 손을 떼면 다시 원상태로 돌아온다. 장력통합성 모델을 걷게 하면 우리가 똑바로 힘차게 걷는 모습보다는 흔들거리며 비틀거리며 걷는 모습을 볼 것이다. 아슬아슬 불안하게 각 연결점마다 연결된 고무줄이 끊어질 듯하면서 다시 제자리로 찾아간다. 밀렸던 부분이 원상회복하는 이유는 고무줄의 탄력성이 있기 때문이다.

그뿐만 아니라 밀리는 부분의 반대쪽 고무줄도 역시 당겨주는 힘이 있다. 두 힘의 균형, 즉 밀리면 당기고, 늘리면 줄어드는 반대 작용이 늘 팽팽하게 균형을 유지한다. 발가락을 움츠렸을 때 이 밀고 당기는 힘의 긴장, 즉 길항작용은 발가락 끝부터 목 근육까지 연결되고, 힘은 관절을 지날 때마다 분산된다. 한쪽 무릎을 구부렸을 때 몸이 반대편으로 기우는 것은 쓰러지지 않고, 안전하게 몸의 평형을 유지하기 위한 길항력의 발생 때문이다.

이러한 장력통합성의 기본 구조는 삼각형이다. 기하학에서 삼각형은 가장 안정적인 구조이고, 외부의 힘을 받았을 때 힘을 분산시키고 회복하는 패턴을 가지고 있다. 그렇기 때문에 인체의 구조 역시 삼각형을 기본으로 하면서 수많은 삼각형은 서로 연결되어 있다.

위의 고무줄과 뼈로 된 인체 모형이 뛰거나 걷는 모습을 상상해보자. 한 발을 내디딜 때마다 모형 전체는 고무줄과 막대가 위아래로 출렁이고 좌우로 휘청거리며 앞으로 나갈 것이다. 매 걸음마다 발가락 끝부터 머리끝까지 긴장과 이완을 거듭하며 직진하는 힘, 체중에 해당하는 지구 중력 그리고 땅의 반발력을 온몸으로 받아들인다.

매 걸음마다 몸을 이루는 삼각형들은 내부의 힘과 외부의 충격을 분산시키며 전진한다. 막대기로 이루어진 구조체, 즉 뼈는 누르는 힘인 압축력을 받고, 케이블에 해당하는 근육은 당기는 힘인 인장력을 받는다. 이 두 힘이 한쪽으로 기울지 않고 평형을 이루게 되는 것이다. 그래서 무너지지 않고 튼튼하게 서 있을 수 있다.

장력통합성의 장점

그렇다면 인체는 왜 이런 장력통합성 구조를 갖게 되었을까? 장력통합성의 구조를 보면 속이 꽉 찬 대부분의 구조에 비해 기둥이나 재료의 수를 줄일 수 있게 되면서 가볍고 튼튼한 구조물을 만들 수 있게 되는 것이다. 하지만 가볍다고 해서 절대 약하지 않다. 장력통합성 구조는 가볍지만 굉장히 튼튼하고 안정된 구조를 이룬다. 그리고 비용 면에서도 경제적인 구조라 할 수 있다.

우리의 관절과 뼈 구조가 콘크리트와 철근으로 이루어졌다고 상상해보자. 만일 인체가 단단한 콘크리트 구조로 되어있다면 걷기는커녕 기어 다니지도 못하고, 몸무게는 수백kg이 되어야 유지할 수 있다. 하지만 가벼운 근막, 근육, 그리고 속이 텅 빈 뼈가 지탱하여 주기 때문에 지금처럼 가벼워질 수 있다.

이 탄력성은 우리 주변에서 많이 볼 수 있다. 등산용 텐트가 대표적인 사례이다. 등산 비박용 텐트는 사람이 짊어지고 다녀야 하기 때문에 무거우면 효용성이 떨어진다. 텐트는 되도록 가벼우면서 비바람이 불어도 무너지지 않고 버틸 정도로 튼튼해야 하는 이중적 모순을 갖는다. 텐트 폴대와 천막이 서로 연결되어 뼈와 근막을 역할을 하며 강한 바람에도 버텨준다.

인체의 구조를 체계적으로 유지하면서 역동적 움직임이 가능하게 시스템을 지탱하는 핵심은 바로 근막이다. 근육은 뼈가 자기 자리를 유지하도록 받쳐주고 섬세하게 조율할 뿐, 신체의 근막성 조직이야말로 필요할 때 온몸의 긴장력을 더하거나 빼준다. 근막은 콜라겐, 엘라스틴 그리고 다양한 단백질과 당분으로 이루어져, 인체에 운동 역학적인 구조를 유지하게 하면서 화학적인 변화로부터 보호한다. 특히 근막에 들어있는 섬유성 요소는 힘의 전달을 통하여 걸을 때 회복력 높은 스프링 역할을 한다.

장력통합적 걷기

발가락이 땅을 박차는 순간 그 힘, 속도 그리고 방향에 대한 정보가 뼈로는 충격을 통해서, 신경으로는 뉴런을 통해서 그리고 근막으로는 출렁임이 온몸과 두뇌로 전달된다. 그런 출렁임 속에서도 꼭대기에 있는 머리는 흔들리지 않는다. 걷기란 단순히 발을 들었다 놨다 하는 행동의 반복이 아니라, 물렁거리고 탄력성 있는 물체들의 출렁임이다. 이 출렁임은 머리로 도달하는 비틀림의 양을 줄여주어, 두뇌가 덜컹거리며 흔들리는 것을 막아준다.

이처럼 안정과 불안정의 연속적인 균형을 유지하는 인체는 어느 동물보다도 에너지 효율적인 보행이 가능하다. 운동량, 중력 그리고 온몸의 조직을 긴장시키는 땅의 반발작용을 이용하면서, 걷고 뛰는 동안 머리, 팔, 심장, 위장 등 각 부분의 위치와 중심축이 한순간의 쉼도 없이 변화한다. 이처럼 걷는 시스템은 뼈, 근육 그리고 근막이 부분적이면서 전체적이고 즉각적이면서 영구적으로 대응하여, 그 반응의 결과가 누적된다.

발가락 끝에서 전달되는 진동과 정보는 시간이 흘러도 남는다. 그러면서 장력통합성은 서서히 손상된다. 그 증상은 단순히 뼈로 된 발이나 물렁조직에만 이상이 생기는 것은 아니다. 심장, 신장, 위장이나 간과 같이 뼈에 매달려서 달리는 동안 흔들 거리며 제자리를 유지해야 하는 내장 기관에서 증상을 먼저 나 타낼 수도 있다.

거꾸로 인간이 잘 걷고 달린다면 인체의 모든 기관은 시간이 지나가도 장력통합성을 유지하면서, 내장기관은 갈비뼈에 잘 매달려 오랜 시간 그 기능을 훌륭하게 유지할 수 있다. 그렇게 잘 쓰려면 잘 걸어야 하는 것은 분명하다.

걷기 – 뼈와 근육의 역할

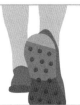

뼈의 기능과 구조

사람의 몸은 206개의 뼈가 조립되어 형태를 유지한다. 이 뼈의 역할은 5가지로 운동, 보호, 지탱, 조혈, 무기질의 저장이다. 고등동물은 단세포 동물 같은 연체조직만으로는 신체를 지탱할 수 없기 때문에 뼈대라는 조직을 갖게 되었다.

이처럼 뼈는 신체의 형태를 제공하고 체중 부하를 견디며, 직립자세를 취하도록 한다. 중력으로부터 버텨내는 힘을 가진다. 이런 역할을 하는 주요 뼈로는 척추뼈와 다리뼈를 들 수 있다. 그리고 뼈는 뇌나 척수, 내장 등의 기관을 곁에서부터 싸서 보호하는 역할을 하는데 머리뼈와 갈비뼈가 해당된다. 뼈의 조혈 기능은 뼈 안에 있는 조혈관 세포가 적혈구와 백혈구를 생산하는 것을 말한다. 마지막으로 뼈는 칼슘이나 인을 축적해서 혈중으로 방출하여 호르몬 작용을 조절하는 역할을 한다.

이처럼 뼈는 다양한 역할을 한다. 그러나 뼈는 스스로 움직이지 못하고, 뼈와 뼈 사이는 근육과 힘줄로 조립되어서 분리되지 않는다. 사람의 몸이 뼈가 없이 근육만으로 되었다면 몸의 무게를 똑바로 세울 수가 없고 한 팔로 물건을 들어 올릴 수 없다. 그러나 인간의 뼈는 압축력에 강하고 힘줄과 근육은 인장력에 강해서, 뼈와 근육의 인장력과 압축력이 합쳐져서 구조적인 힘을 유지하는 재질 역학의 복합체이다.

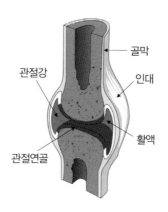

관절의 기능과 구조

관절은 접촉하는 2개 이상의 뼈를 연결하는 구조체로, 뼈와 뼈 사이가 부드럽게 운동할 수 있도록 연골, 관절낭, 활막, 인대, 힘줄, 근육 등으로 구성되어 있으며, 움직임에 따라 발생하는 충격을 흡수하는 역할을 한다.

관절은 움직일 수 있는 범위가 전혀 없거나 극히 작은 부동관절과, 윤활성 연결로 움직임의 범위가 넓은 윤활관절 또는 가동관절로 나뉘어져 있다. 부동관절은 뇌를 감싸는 두개골이나 폐와 심장을 감싸고 있는 갈비뼈 등이 이에 속한다. 이에 비하여 가동관절은 윤활관절을 갖는 2개 이상의 뼈들이 만나 움직이는 가동범위를 갖는다.

관절의 구조를 보면 연골이 뼈의 관절면 끝부분을 덮으면서 관절면들 사이의 마찰을 감소시킨다. 관절연골은 윤활액으로 적셔져 있으며 마찰계수가 매우 낮아 얼음의 5~20배 더 미끄럽다. 관절주머니(관절강)는 결합조직의 주변막에 의헤 감싸져 있으며 뼈들 사이의 지지와 관절 내용물을 봉쇄한다.

사람의 윤활관절을 구성하는 양쪽 뼈끝의 대부분은 한쪽 방향이 볼록면이며, 다른 한쪽 방향이 오목면의 모양을 띠고 있다. 양쪽 뼈끝은 관절연골로 싸여 있으며, 표면은 편평하고 탄력성이 풍부하며, 윤활성이 높아 마찰계수가 현저하게 낮다. 같은 관절이라도 운동축의 수에 따라 운동의 자유도가 달라진다.

운동축은 관절의 종류별로 일축성 관절, 이축성 관절, 다축성 관절로 나뉜다. 일축성 관절은 운동축이 1개로, 한 면만의 운동이 가능하며, 이축성 관절은 2개의 운동축이 있고, 2면 운동이 가능하다. 그리고 다축성 관절은 3차원의 모든 방향으로의 운동이 가능하다. 대부분의 관절은 움직임의 기준면이 하나가 아닌 다축성 관절이다.[12]

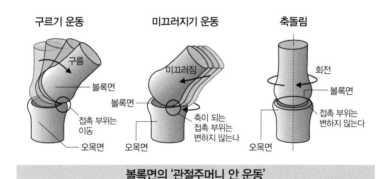

구르기 운동 　　미끄러지기 운동 　　축돌림

구름 / 볼록면 / 접촉 부위는 이동 / 오목면

미끄러짐 / 볼록면 / 축이 되는 접촉 부위는 변하지 않는다 / 오목면

회전 / 볼록면 / 접촉 부위는 변하지 않는다 / 오목면

볼록면의 '관절주머니 안 운동'

관절은 사람이 걷고 뛰고 잡고 활동하는 동안 움직임이 원활하도록 관절주머니 안에서 연결되어 있는 뼈와 관절면 사이에서 운동을 한다. 이를 관절주머니 안 운동이라고 하는데 이는 구르기 운동, 미끄러지기 운동, 그리고 축 돌림의 3가지가 기본이 된다.

12) 가와시마 도시오 지음, 《근육뼈대계의 기능과 운동해부학》, 신흥메드싸이언스, 2014

구르기 운동은 도로를 달리는 차의 타이어와 같이 회전하는 운동으로 접촉하는 면이 넓다. 미끄러지기 운동은 언 도로에서 겉도는 타이어와 같이 한 개의 점이 접하는 면 위의 다수의 점과 접하는 운동이다. 축 돌림은 바닥면의 한 개의 점에서 회전하는 팽이와 같이 관절면의 위의 한 개의 점이 접촉하는 면 위의 한 개의 점 위에서 회전하는 운동이다.

걷고 달리는 것은 관절의 3가지 운동이 하나의 중심점에서 이루어지는 것이 아니다. 한 번의 움직임에 여러 개의 중심점에서 뼈와 뼈가 서로 구르고 미끄러지고 회전하면서 전진하는 매우 복잡한 활동이다. 그리고 그 활동을 이어주는 힘은 바로 근육이다.

근육의 기능과 구조

근육Muscle, 筋肉은 힘줄과 살을 통틀어 이르며, 동물의 운동을 맡은 기관이다. 근육은 또한 뼈와 함께 신체의 전체적인 형태를 잡아주며 움직임을 가능하게 한다. 뼈와 근육을 합해 근골격계라 부른다. 근육은 근섬유(근육 세포) 다발로 구성되어 있으며 동력을 냄과 동시에 뼈, 관절, 내장 등의 신체기관을 지켜주는 갑옷 역할도 하며 일부 호르몬을 분비하기도 한다. 또한 동작의 중심인 관절의 구성요소이기도 하며, 관절의 움직임과 결합 유지를 담당한다.

근육이 자세와 움직임을 조절하는 데 있어 두 가지 방법이 뼈의 안정화, 뼈의 움직임이라고 한다. 뼈들은 주어진 환경과 상호 작용을 하면서 인체를 지지한다. 비록 많은 조직들이 인체를 지지하는 골격에 붙어 있다 할지라도, 근육만이 인체를 동요시킬 수 있는 즉각적인 외적인 힘과 장기간의 외적인 힘둘 다에 적응할 수 있다.[13]

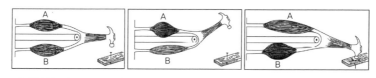

길항작용으로 균형을 유지하는 근육

근육이 일을 하는 가장 큰 특징이라면 바로 길항작용productive antagonism에 의한 균형의 유지이다. 위의 그림은 단순화된 한 쌍의 근육이다. 맨 왼쪽에 있는 그림에서는 위쪽 근육 A와 아래쪽 근육 B가 이완된 상태를 보여주고 있다. 중간에 있는 그림에서 근육 A(위쪽 근육)는 못을 내리치기 위한 준비로서 망치를 들어 올

---

13) 도널드 노이만 지음, 《근골격계의 기능해부 및 운동학》, 학지사메디컬, 2009

리는 데 필요한 힘을 제공하기 위해 수축하고 있다.

맨 오른쪽의 그림에서 근육 B(아래쪽 근육)는 망치가 못을 치기 위해 수축하고 있으며, 이와 동시에 근육 A를 신장시키고 있다. 근육 B가 판자에 있는 못을 치기 위해 능동적으로 수축할 때 탄성 에너지는 방출된다(맨 오른쪽 그림). 근육 B에 의해 생산된 수축 에너지의 일부는 근육 A가 신장되는 데 사용되고 이러한 주기는 반복된다.

근육의 모든 운동은 바로 이런 길항작용이 있다. 이들 길항근에는 한쪽이 수축할 때는 다른 쪽이 이완하는 식으로 각각의 지배 신경 사이에 조정하는 역할이 있어 거기에 따라 운동의 정도나 강약이 정해진다. 또 양쪽 근육이 동시에 수축하면 운동은 일어나지 않고, 관절은 고정된다.

근골격계 – 뼈, 근육 관절의 조화

이제까지 우리는 뼈, 근육 그리고 관절에 대하여 각각 알아보았다. 이들이 모여 힘을 내어 사람이 형태를 유지하고, 안정성을 갖게 하며 운동할 수 있게 된다.

이 총합체를 근골격계라고 한다. 근골격계는 신체의 뼈(골격 구성), 근육, 힘줄, 인대, 관절, 연골, 기타 결합 조직으로 구성되어 있다. 결합 조직이란 조직과 기관을 지지하고 함께 접합하는 조직으로, 주요 구성 성분은 서로 다른 단백질로 구성되어 있는 콜라겐과 탄력 섬유이다.

김세연의 《새로 발견된 자연의학의 이론과 실습 KSS》에 의하면 신경의 명령에 따라 힘을 조절하게 되어 있다. 발목, 무릎, 골반 사이에는 여러 개의 근육이 복합적으로 연결되어 있다. 이 뼈, 관절 그리고 근육이 서로 붙어있는 채로 움직일 때 유기적으로 정확한 작동순서, 힘의 강도, 작동하는 속도, 작동을 억제시키는 제동 근육의 속도, 강도, 순서 조절이 무의식 속에서 신경에 의해 명령되어 안전하게 움직이게 한다.

이렇게 움직일 때 각 근육과 관절은 서로 얼마나 접촉하고 언제 멀어지는지 등에 관한 정확한 정보가 없이는 움직임의 제어가 불가능하며 정상적인 근육 운동이 어려워진다. 근골격에서 근육 조직은 힘을 내기 위해 사용되며, 연결조직은 내부와 외부의 구조를 에워싸고 뼈와 근육을 연결시켜주며, 신경조직은 근육에서 뇌까지, 뇌에서 근육까지 정보를 전달시켜 움직임을 원활하게 하고, 혈관은 몸의 신진대사를 원활하게 하기 위해 혈액을 통해 에너지와 산소를 운반한다.

이 근골격계의 움직임을 수행하는 것과 자세를 조절하고 균형을 유지하는 것은 상충되는 기능이기도 하다. 그렇기 때문에 사람이 걷고 뛰며 움직일 때 가장 중요하게 요구되는 능력은 자세를 조절하고 균형을 유지하면서 동시에 정확한 움직임을 하는 것이다.

걷기 – 균형을 향한 끊임없는 불균형

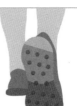

약 600만 년 전 최초로 두 발로 일어선 인류는 중력과 싸우면서 줄곧 걸어왔다. 그렇기 때문에 인류의 역사는 인간이 걸으면서 중력에 대항하고 중력과 타협하고 중력의 도움을 받으며 걸어온 역사이다. 중력과 걷기는 협력과 대결의 연속이다. 중력 때문에 우리는 땅과의 접촉을 잃지 않고 땅을 박차고 걸을 수 있지만, 몸을 움직이려면 중력 때문에 힘을 들여가며 한 걸음 한 걸음 발을 올려야 하고 내려야 한다.

중력과 균형 (무거운데 균형 잡으며 걸어야 한다)

사람의 이족보행은 네발 보행의 동물들과 달리 안정성이 떨어진다. 두발로 걷기는 연속적인 균형의 상실과 회복의 반복이다. 보행은 신체가 전방으로 기울어짐에 따라 시작된다. 기울어진 몸이 넘어지지 않기 위해 새로운 위치로 한 발을 앞으로 이동시킴으로써 순간적으로 균형을 회복한다. 이렇게 걷기가 시작되면 앞으로 가려는 관성에 의하여 몸의 무게중심이 더 앞으로 쏠린다. 다시 몸은 균형을 잡기 위하여 다른 발을 앞으로 내딛는다.[14]

이런 과정을 겪으면서 사람은 걷는다. 이때 무게중심은 두 발이 땅에 닿았을 때 수직적으로 가장 높고, 두 발이 벌려졌을 때 낮아진다. 마찬가지로 발의 움직임에 따라 골반이 좌우로 움직이고, 동시에 몸의 무게중심도 좌우로 흔들리며 걷는다. 이러한 걷기 과정에서 몸의 안정성은 무게중심이 가장 낮을 때, 또한 무게중심이 몸의 좌우 중심선과 일치할 때 가장 안정적이다.

그러나 걷기 위해서는 이 안정적인 균형점을 빗어나야 한다. 인체에 축적된 에너지를 써야 하는 시점이다. 운동에너지와 위치에너지가 주기적으로 상하 곡선을 그리며 사람은 에너지를 효율적으로 사용하며 걷는다. 이때 상하좌우의 폭이 클수록 에너지 손실은 크다. 또한 균형을 상실한다.

---

14) 도널드 노이만 지음, 《근골격계의 기능해부 및 운동학》, 학지사메디컬, 2009

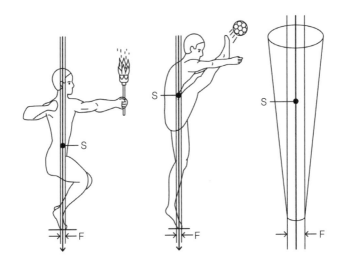

그림을 보면 균형점이 움직일 수 있는 한계점을 보여준다. 굵은 선 옆의 좌우 가는 선이 몸의 균형점 이동의 좌우 한계선이다. 맨 오른쪽 그림처럼 원추가 서 있을 수 있는 것은 원추의 무게중심이 좌우 한계점인 F 안에 있기 때문이다. 인체의 중심도 걷거나 뛰거나 간에 언제나 F 안에 있을 때 쓰러지지 않고, 다시 균형을 회복할 수 있다. 근골격계에서는 고관절의 좌우 위치와 같다.

성인 남성을 기준으로 봤을 때, 신체 중 가로 길이가 가장 넓은 어깨 넓이는 평균 40cm 정도다. 이에 비해 세로 길이인 신장이 약 160~180cm 정도임을 봤을 때, 세로 길이가 가로 길이보다 약 4배 이상 더 긴 막대 모양이라 할 수 있다. 상식적으로

생각해도 막대는 뉘여 놓기는 매우 쉽지만 세워 놓기는 어렵다. 바로 무게중심 때문이다.[15]

그렇다면 몸의 무게중심이 F 안에 있도록 하는 것은 뇌일까? 아니다. 뇌는 걸어라고 명령을 내릴 뿐 매번 오른발 왼발을 외치며 발과 관절에게 F를 유지하게 하지 않는다. 김세연의 KSNS에 의하면 사람이 쓰러지지 않게 하기 위한 신경구조의 명령에 따른 근육의 움직임이라고 한다.

이렇게 무의식 속에 움직이는 신경구조의 명령이 몸의 균형과 안전을 유지한다. 무의식 신경 덕분에 상체에 비하여 가벼운 하체의 면적도 좁은 두 발이 좌우로 흔들거려도 안정적으로 사람이 걸을 수 있다. 무게중심이 언제나 양 발바닥 사이에서 있어야 불안정한 구조물인 인간이 지속적 불안정 상태인 걷기를 할 수 있다.

현대의 기계공학이 발달하였다고는 하지만, 여전히 인간의 운동력을 어느 기계도 따라오지 못할 만큼 대단히 어렵고 민감한 일이다. 몸의 무게, 짐의 무게, 지면의 모양, 발과 지면 사이의 작용과 반작용, 게다가 진행하는 방향과 속도까지 감안하여

15) 조재형 객원기자, 〈중력에 반항하는 인체의 고통〉, 사이언스타임스, 2010.10.14. 00:00, https://www.sciencetimes.co.kr/news/%EC%A4%91%EB%A0%A5%EC%97%90-%EB%B0%98%ED%95%AD%ED%95%98%EB%8A%94-%EC%9D%B8%EC%B2%B4%EC%9D%98-%EA%B3%A0%ED%86%B5

균형을 잡아야 하기 때문이다. 우리가 항상 하는 일이기는 하지만, 그렇다고 쉽거나 언제까지 누구나 할 수 있는 일은 아니다. 그리고 나이가 들수록 점점 더 어려워지는 일이기도 하다.

걷는 자세가 건강 상태를 나타낸다

네 발로 걷는 다른 동물들과 달리 인간은 두 발로 걷는다. 매 걸음마다 인간의 수직 무게중심과 좌우 균형은 오르내리고 흔들거림을 반복한다. 성인 남자의 평균 몸무게를 70~80kg이라고 한다면, 양발은 각각 35~40kg을 지탱해야 한다. 발바닥은 인체 표면적의 2%에 불과하지만 좌우 위아래로 흔들리는 몸무게 전체를 버텨야 하는 부담을 갖는다.

이러한 부담은 전체 체중의 60% 이상을 감당하는 허리도 마찬가지다. 무릎은 그나마 두 개이지만 허리는 상체를 척추 하나로 지탱하고 있다. 허리 부분의 척추는 체중의 60% 이상을 감당해야 한다. 또한 목뼈는 3kg 이상의 머리를 지탱하고 있기 때문에 몸의 균형이 잘 이루어지지 않을 경우에 목 디스크가 발생하기도 한다.

그런데 몸의 균형이 이루어지지 않았을 때, 건강이 나빠지는 것은 뼈와 근육으로 이루어진 근골격계 뿐만이 아니다. 근골격계에 매달려 있는 내장기관도 나빠진다. 올바른 걷기 자세는 옆모습을 거울에 비춰 보았을 때 등이 곧게 뻗어 있는 자세다. 걸을 때는 목과 머리 부분은 약간 하늘을 보는 시선을 유지한다. 목을 세워 시선을 약간 올리고, 턱은 당기며 엉덩이가 빠지지 않도록 허리를 세우고 걸어야 한다.

그런데 나이 드신 분들 중에서 이런 자세로 걷는 사람이 생각보다 많지 않다. 자연스런 자세가 바른 자세이기는 하지만, 나이가 들면서 이런저런 이유로 몸의 어느 한 부분이 약해져간다. 그리고 약한 부분의 힘을 보강하기 위하여 과도하게 반대편의 근육과 뼈를 사용하기 때문이다.

사람의 걷는 모습에 따라 건강 상태를 대략적으로 추측해볼 수 있는데, 우선 걷는 속도가 느리면 육체적 또는 정신적 건강이 좋지 않은 상태이다. 좌우 양쪽의 균형이 맞지 않게 기우뚱거리며 걸을 때는 골관절염을 의심할 수 있고, 왼쪽으로 치우쳐 걸으면 걱정거리가 많거나 심리적으로 불안정하고, 오른쪽으로 치우쳐 걸을 때는 스트레스가 많은 것이다. 걸을 때 몸이 앞뒤로 흔들리면 뇌에 이상이 의심되며 빠른 시일 내 병원 진료를 받아야 하고, 발을 질질 끌며 걸으면 뇌가 다리 근육에 걷기 정보를 제대로 전달하지 못하는 경우라고 볼 수 있다.[16]

중력과 오랫동안 균형을 이루려면 적절한 걷기가 최고다

　우리 몸의 근골격계를 이루는 조직은 적당한 스트레스를 받으면 더 튼튼해지고, 스트레스가 너무 적으면 오히려 약해지는 특징이 있다. 물론 너무 강한 스트레스를 받으면 손상에 이르게 된다. 가장 쉬운 예로 아무리 좋은 골다공증 약을 먹어도 체중부하를 가하는 운동(예 : 걷기, 뛰기)을 하지 않으면 적절한 효과를 볼 수 없다. 뼈에 체중부하가 가해지지 않으면 약을 먹어도 뼈가 튼튼해지지 않는다. 중력이 없는 우주선에서 생활하면 뼈의 구성성분이 한 달에 1~2%씩 줄어든다는 보고와 같은 맥락이다.

　그렇다면 적절한 스트레스란 무엇인가?

　현재 적응되어 있는 상태보다 더 강하지만 손상을 가할 정도는 아닌 부담을 적당한 스트레스라고 한다. 이렇게 규정짓는 이유는 과부하와 적응이라는 원칙이 작용하기 때문이다. 우리 몸은 평소보다 더 큰 부담을 겪으면 이 과도한 부담(스트레스)에 반응해 적응하게 된다. 그 과정에서 점점 더 튼튼해지는 것이

16) 권순일 기자, 〈걸음걸이로 보는 건강 상태 7〉, 코메디닷컴, 2021.3.20. 10:30, https://kormedi. com/1335931/%EA%B1%B8%EC%9D%8C%EA%B1%B8%EC%9D%B4%EB%A1%9C-% EB%B3%B4%EB%8A%94-%EA%B1%B4%EA%B0%95-%EC%83%81%ED%83%9C-7

바로 운동 효과인 것이다. 손상된 허리 디스크와 무릎도 적절한 과부하를 걸어주면 적응하는 과정을 통해 더 강해진다.

단, 손상된 상태이므로 과도한 부하에 매우 민감하다. 과부하가 조금만 도를 지나쳐도 약이 되기보다 독이 되기 십상이다. 따라서 가장 적절한 과부하를 걸어주는 것이 무엇보다 중요하고, 그런 의미에서 '통증이 생기지 않는 범위에서 걷는 것'보다 더 적절한 과부하는 아직 발견하지 못했다.

KSNS의 질환 파악

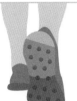

  KSNS는 걷기 수단인 발과 발가락의 중요성을 대단히 강조하는 대체의학이다. KSNS를 처음 만들어낸 김세연에 의하면 현대 문명의 사람들은 200년 사이에 생활구조의 변화로 인해 건강에 많은 변화가 생겼다고 한다.

  이러한 병들 중 상당 부분은 발부터 목까지 가는 우리 관절과 근육에서 생겨난 질환이다. 인류가 자연적인 환경에서 생활하지 않게 되고, 의자에 앉는 시간이 길어지고, 자동차로 다니면서 걷는 생활이 사라졌기 때문이다. 걷기가 거의 사라진 인간에게 206개의 뼈와 656개의 근육은 서로 조화되지 못하고, 자연스럽게 움직여지는 유기적 활동이 결여되었다. 맨발로 걸어 다니는 아프리카의 원주민들에게 없는 병들이 현대 문명인에게 많은 이유이다.

그렇기 때문에 KSNS는 질병 파악의 시작을 발에서 하는 경우가 많다. 대체의학이 그렇듯이 KSNS 역시 인체의 자연적인 방법의 진단과 치유를 강조한다. 진단 방법을 의미하는 '스본'은 '스스로 있는 상태를 본다'는 뜻이고, 치료를 의미하는 '스도'는 '스스로 몸이 치료할 수 있도록 도와준다'이다. 자연치유력을 강조하기 때문에 주사나 약을 복용한 상태에서는 원인을 찾거나, 치유하는 것에 대하여 절제한다.

KSNS가 진단·치료하는 방법은 1) 인체를 기계적 구조물로 우선 보고, 2) 인체는 혈관과 신경이 움직임과 반응 속도에 절대적 영향을 미친다는 것을 전제로 한다.

인체는 기계적 구조물과 비슷하다

우선 스프링, 고무줄 그리고 베어링이 연결된 기계를 상상해 보기 바란다. 왼쪽 그림은 벽에 고정된 안테나 모양의 구조물을 붙였다. a, b, c는 각각 굵기와 탄력성이 다르게 연결되어 있다.

c를 밀어본다. 흔들거리면 쉽게 움직인다면 a, b, c 중 어느 부분이 약하다는 것을 알 수 있다. 다시 b를 밀어본다. 잘 움직이지 않는다면 c가 약하고 a, b는 강하다. 따라서 c를 보강하면 된다. 하지만 b를 눌렀는데 쉽게 움직인다면 a 또는 b가 약하

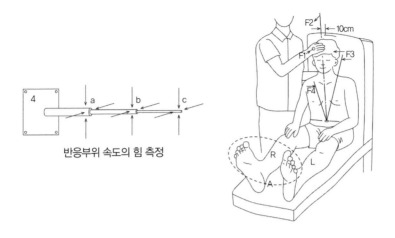

반응부위 속도의 힘 측정

다. a를 눌렀을 때 움직이지 않는다면 b가 약한 것이고, 움직인다면 a가 약한 것이다.

그리고 누르는 방향을 위, 아래, 좌, 우로 차례로 해 보면서 약한 부분을 어떻게 보강해야 하는지를 점검할 수 있다. 마찬가지로 사람의 몸도 척추에 문제가 있을 때 발가락, 발목, 무릎, 고관절, 허리 등을 차례로 반응시켜본다.

오른쪽 그림처럼 사람을 앉혀놓고 머리를 앞, 뒤, 좌, 우로 움직여 본다. 앉아있는 사람은 머리를 움직이지 않게 목에 힘을 주라고 한다. 이때 발끝부터 목뼈까지 건강하고 유기적으로 빨리 움직일 수 있는 사람은 서 있는 관찰자가 밀어도 머리가 잘 밀리지 않는다. 그러나 경추, 척추 그리고 발가락의 힘이 약한 사람은 쉽게 밀리는 방향으로 머리가 움직여 나간다.

다시 앉아있는 사람에게 발가락에 힘을 주면서 구부리고 있으라고 하고, 머리를 밀어본다. 그럼 발가락에 힘을 주지 않았을 때보다 경추, 척추가 강하게 대응하는 것을 느낄 수 있다. 이처럼 인간의 모든 신체는 발가락 끝부터 머리끝까지 연결되어 있으며, 한 부분이 약할 때 다른 부분도 약해짐을 알 수 있다.

그리고 관절이 있는 부분을 마찬가지로 위아래 좌우로 움직이면서 약한 부분의 원인을 찾아낸다. 현대 의학이라면 척추가 아프다면 바로 X-ray나 MRI를 찍어서 척추를 살펴본다. 허리 통증은 허리 디스크가 눌렸을 때 나타난다. 그 협착은 보통 오른쪽 또는 왼쪽으로 기울어져서 한쪽이 더 심하게 눌리면서 아픔을 느낀다. 그 아픔의 근본 원인은 좌우 균형이 맞지 않아 디스크에 이상이 온 것이다.

그런데 현대 의학은 디스크에 쇠못을 박아서 양쪽의 균형을 맞춘다. 근본 원인을 치료하기 전에 증상을 치료하기 때문이다. 이러한 테스트는 지금까지 동양의학이나 서양의학에서 해보지 않아 발가락 힘의 중요성을 간과해왔다. 다른 대체의학이나 서양의학에서 무시했던 발가락, 그중에서도 엄지발가락의 힘을 KSNS는 중시한다.

KSNS에서는 발의 힘과 반응 속도를 측정해가면서 약한 부위를 찾아낸다. 이러한 측정, 스본을 해가면서 약하거나 통증을 느끼는 부분을 찾아낸다. 이러한 KSNS의 장점은 MRI보다도 근본적인 힘의 원인을 찾아낼 수 있다는 점이다.

MRI나 X-ray에서는 보이지 않는 뼈와 근육 힘의 강도와 속도를 보여주지 못하고 뼈의 상태만을 보여준다. 그러나 KSNS는 오른발과 왼발 힘의 균형, 힘의 강도와 속도들을 측정하여 질환의 근본 원인을 찾아낸다. 그리고 그 과정에서 고가의 도구나 검사를 하지 않고, 오로지 사람의 감각으로 하기 때문에 경제적으로도 전혀 부담이 없다.

혈관과 신경 상태 파악

KSNS에서 몸 건강 상태를 파악하는 방법으로 또 중요하게 여기는 것은 혈관의 건강 상태이다. 정맥은 항상 피부 밑에 있어서 손발 등에서 쉽게 눈으로 볼 수 있다. 건강한 발은 발등에 정맥을 뚜렷이 볼 수 있고, 뒤꿈치를 빼고는 발에 굳은살도 생기지 않는다. 겨울에도 더운 체온을 느낄 수 있고, 발 냄새가 나지 않으며 피부가 매끈하다.

혈관은 인체에 산소와 영양분을 공급하는 수송도로이다. 수송도로가 잘 닦여져 있어야 일시적으로 부상을 입었어도 회복이 가능하다. 수송통로가 절단되면 피가 제대로 공급되지 못하고, 연관된 신경도 절단되게 마련이다.

몸이 스스로 치료해가는 과정은 피가 심장과 폐를 거치며 영양과 산소를 공급받아 동맥을 거쳐 온몸에 전달해주고, 노폐물을 흡수해서 정맥으로 다시 심장으로 순환한다. 그 피를 순환하게 하는 첫째가 심장이고, 둘째가 발바닥과 종아리이다. 걸으면서 땅을 치는 그 충격과 압력으로 하체에 있는 피를 심장으로 다시 올려 보낸다. 그렇기 때문에 KSNS에서는 발에 분포된 혈관과 신경의 건강 상태를 대단히 중요시한다.

발의 혈관과 신경 분포는 세밀하게 뻗어 있다. 만일 사고나 어떤 이유로 인하여 혈관과 신경망이 끊어지거나 수술 등의 원인으로 잘라지면 연관된 부분은 혈액과 신경망의 역할을 제대로 할 수가 없어진다. 설령 다른 곳으로 혈관이 다시 생겨나도 원래 있던 정도만큼 재생되지 않기 때문에, 손상되기 이전으로 활동력과 건강을 회복하기 어렵다. 그런 상태에서 인체는 스스로 건강해질 수 없다.

KSNS에서 치유하고자 하는 사람은 대상자의 혈관과 근육 상태를 눈으로 먼저 파악한다. 정맥은 근육 위를 지나가기 때문에 파악하기가 쉽다. 특히 발쪽은 눈으로 확인할 수 있지만 그 분포 상태가 사람마다 다르기 때문에 단절되었거나, 단절된 후

재생된 상태를 잘 점검해야 한다. 그런 다음 손의 감각으로 1~
1.5초의 짧은 시간에 발가락 5개의 체온을 느껴보는 것이다.
1~2초가 지나면 치유자와 대상자의 체온이 같아져서 느낌이
줄어들기 때문이다.

치유자는 5개 발가락의 온도, 발등의 온도 등을 무릎까지 부
위별로 느껴본다. 혈관이 절단되거나 축소된 부위는 혈액 순
환이 잘 되지 않아 다른 곳보다 항상 차갑다. KSNS에서 병환의
상태를 파악하는 방법으로 1) 발가락, 발목, 발의 혈관, 발의 주
름살 등의 근육 혈관을 눈으로 보고, 2) 손가락으로 느껴진 피
부 겉과 속의 온도, 힘줄의 강도, 피부층 속 깊이의 물, 기름이
누적된 것 등, 3) 발목에서 발끝까지 양손으로 느낀 것, 4) 무
릎에서 발목까지 힘의 강도와 자극에 대한 반사 속도 등으로
한다.

진단하는 사람은 신체의 각 부위, 특히 발의 신경과 근육 부
분을 눌러가며 대상자가 통증을 느끼는 부분을 찾아낸다. 이
통증은 일상적으로 느낄 수도 있지만, 평상시에는 전혀 의식하
지 못하는데 KSNS 테스트를 할 때 느끼는 경우가 대다수이다.
이는 무의식 신경의 특징으로 오랫동안 머리가 아파도 어느 부
분의 고장으로 머리가 아픈지 모르고, 또 고관절에 통증이 있
지만 실제 그 원인은 무릎이나 발목이 될 수도 있다.

통증을 느끼는 부분만을 치료하려고 하면, 그 깊은 원인을 치료하지 않고 무릎 관절을 수술하거나 연골 주사를 맞든가 하기도 한다. 이처럼 원인을 모른 채 증상만 해결하는 치료는 근본 원인이 제거되지 않았기 때문에 계속 문제가 발생한다.

김세연이 찾아낸 KSNS는 이러한 통증의 원인을 X-ray나 MRI같은 고가의 장비를 활용하는 것이 아니라, 진단하는 사람의 눈으로 외관을, 손으로 통증 부위를 찾아낸다. 이처럼 질환을 파악함에 있어서 진단하는 사람의 관능적 느낌을 중요시하기 때문에 인체에 대한 지식, 감각과 경험을 필요로 한다.

걷기 센서, 발가락

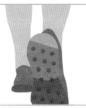

발가락의 구조적 특성과 기능

사람의 발가락은 한 쪽에 14개의 발가락 뼈로 이루어져 있으며, 2개의 뼈로 구성된 엄지발가락을 제외한 나머지 발가락들은 하나의 발가락마다 3개의 뼈로 이루어져 있다. 발가락은 손가락의 뼈 길이보다 짧은 형태이다.

발가락은 걷고 뛰는 데 균형을 찾아내고 추진력을 내는 기능을 한다. 우선 추진력에서의 중요성은 발가락의 힘과 길이에서 볼 수 있다. 순간적인 속도와 힘을 필요로 하는 운동을 하는 선수들의 발가락을 조사해 보면 다른 선수들에 비하여 길다. 기다란 발가락은 좀 더 강력한 추진력을 낼 수 있어, 발 전체에 큰 힘을 발생 가능하게 한다.

비록 더 길고 더 무거운 발가락을 가속 및 감속시키는 데 추가적인 대사 비용이 들어 효율성을 떨어뜨릴 수 있지만, 장거리 걷기와 우수한 단거리 선수들이 가능한 가장 빠른 속도로 달릴 수 있게 한다.

짧은 아킬레스 지렛대와 결합되는 긴 발가락의 조합은 또한 자연에서도 발견된다. 예를 들면 시속 112.5km 이상의 속도로 단거리를 달릴 수 있는 치타는 사자보다 땅에 가장 먼저 닿는 뒤꿈치의 뼈인 종골이 짧고 발가락이 길다. 걷는 데 있어서 발의 추진력을 내는 데 발가락의 힘이 매우 중요한 원천임을 알 수 있다.

다음은 발가락의 균형 유지 기능이다.

사람 발가락의 감각은 고양이의 수염에 비유할 수 있다. 고양이 수염은 몸을 덮고 있는 털보다 2배 정도 두껍고 3배 정도 깊은 곳에 뿌리를 박고 있다. 특히 모근의 고리처럼 둥근 부분에는 혈액으로 채워져 있어 수염에 전달되는 미세한 진동을 증폭시켜 환경의 변화를 감지하는 감각모이다.

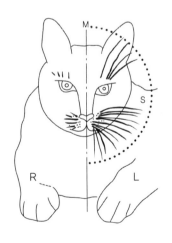

그 길이는 또한 자기 몸의 넓이와 비슷하다. 좁은 장소를 지나갈 때 고양이는 먼저 수염을 쫙 편 뒤 얼굴을 넣어 수염이 닿는지 여부를 확인한다. 그래서 수염이 지나갈 수 있다면 몸도 지나갈 수 있다고 인식한다.

그런 고양이의 수염을 반을 잘라보자. 그럼 고양이는 활동을 하면서 수염이 잘린 오른쪽의 감각이 없어지고, 방해물이나 위험을 감지하지 못한다. 처음에 고양이는 딱딱한 물체에 부딪치거나 균형을 잡지 못한다. 그런 상황을 지속하다 보면 정보를 찾아내지 못하는 오른쪽에 대하여 고양이는 매우 조심하게 된다. 반면에 왼쪽은 정상대로 감각을 유지하고 그 정보에 따라 움직인다. 그러나 정보가 없어 조심스럽게 움직이는 오른발이 불완전하게 움직이고, 속도가 느려진다.

발가락이 약할 때의 문제점

사람의 발가락도 고양이 수염처럼 감각 기능이 있어 지면의 정보를 흡수하고, 걷고 뛰는 동작을 하면서 다치지 않고 움직일 수 있게 한다. 김세연의 KSNS에 의하면 사람의 발은 둘로 되어 있어서 발이 하나만 잘못해도 넘어져 큰 부상을 입는다. 또 걸어갈 때 사람의 눈이 발바닥 밑을 보고 걷지 않기 때문에

한 발이 잘못할 때 동물들과 달리 큰 부상을 당한다. 이런 일이 생기는 것을 막기 위해 다섯 발가락에 고양이 안테나와 같은 섬세한 감각신경이 심어져 있다고 한다.

다음 그림을 보면 각각 4번과 5번 발가락이 평지가 아닌 것을 눌렀을 때 인체는 좌우로 흔들리며 전체적인 균형을 잡는다. 그러나 현대인은 좁고 딱딱하고 납작한 현대적 구두를 신어 발가락이 이런 감각을 전혀 받아들이지 못하고 있다.

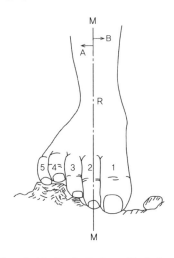

결과적으로 발가락의 감각 둔화는 수염이 잘려진 고양이처럼 온몸의 경직된 상태를 불러온다. 고양이 수염과 같이 센서 역할을 하는 발가락의 신경은 무기력화되어 있다. 발가락을 옥죄는 작은 신발, 하이힐, 발바닥이 딱딱해서 발가락이 지면 상태를 인지하지 못하게 하는 신발, 고무줄이 있어 발목의 대정맥을 압박하는 양말, 컴퓨터와 핸드폰으로 바른 자세를 유지하지 못하는 환경 등은 발가락 끝에 있는 신경의 정상적 작동을 막는다. 10개의 발가락이 제대로 구부리는 힘과 속도를 내지 못하고, 동맥과 정맥의 반환점인 발가락 끝에서 혈액 순환 장애가 생긴다.

온몸의 혈액 순환을 일으키는 기본적 힘이 발가락에 있다. 엄지발가락에는 온몸에 혈액 순환을 촉진시켜주는 강한 힘이 있다. 발가락의 힘이 부족하고 반응속도가 느리면 근육과 혈관에 작용하는 힘이 약해져, 발 속에 압력 변화가 적어진다. 이러한 발가락 신경과 혈액 순환 장애는 연결되어 있는 다리와 척추가 자연스럽게 전후 좌우 상하 균형을 이루는 것을 방해한다.

그렇기 때문에 대체의학인 KSNS에서는 발가락의 감각이 제대로 살아있어야 온몸의 신경구조와 근골격계의 좌우, 상하 균형이 맞을 수 있다고 한다. 건물로 비유한다면 1층이 평평하고 튼튼해야 2, 3, 4층도 평평하게 오래갈 수 있는 것과 마찬가지이다. 발가락 관절의 균형이 신체의 기초인 셈이다.

발가락에 작은 문제가 생기면 걷는 방식의 미묘한 변화로 인해 자세와 보행 역학에 연쇄 반응이 발생한다. 이러한 변화는 다른 관절에 스트레스를 가하고 내부 질환을 포함한 더 심각한 문제로 이어질 수 있다.

결과적으로 건강에 해로운 발가락을 치료하면 다른 문제가 있는 관절이나 질병도 나아질 가능성이 높다. 마찬가지로 강한 발가락이 10개 있으면 최적의 건강을 얻을 수 있다. 따라서 걷고 뛰는 데 발가락이 제대로 움직이게 하는 것이 중요하다.

강화하기 위한 방법

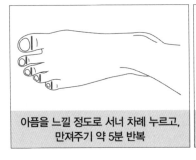

아픔을 느낄 정도로 서너 차례 누르고, 만져주기 약 5분 반복

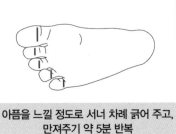

아픔을 느낄 정도로 서너 차례 긁어 주고, 만져주기 약 5분 반복

김세연의 KSNS에 의하면 신경이 약하거나 고장 나 있을 때는 아무리 운동을 해도 오히려 그 부분이 악화된다고 한다. 그렇게 때문에 약해진 신경이나 고장 난 신경을 풀어주고 정상화시킨 후에 강화 운동을 해야 한다.

발가락의 신경은 발톱 바로 위에 있다. 이 신경 부위를 볼펜이나 라이터같이 가벼우며 딱딱한 물건으로 눌러주고 주물러주기를 5분 정도 반복한다. 이 때 발이 아프지 않으면 신경에 아무런 자극도 되지 않아 효과가 없다. '어 꽤 아프네!'하는 정도로 눌렀다가 손으로 주물러 주면 그 아픔은 곧 사라진다. 무의식 신경의 통증이 아프기는 하지만 그 아픔이 오래가지 않기 때문이다.

그리고 바닥 쪽의 발가락 마디를 역시 꽤 아픈 정도로 문질

러 주기와 주물러 주기를 반복한다. 이렇게 하면 발가락 신경이 자극되고, 활성화된다. 그런 다음에 발가락 근육과 관절을 강화시켜주는 운동을 한다.

발가락 강화운동으로는 수건을 바닥에 펼쳐놓고 발가락을 굽혀 수건의 한쪽 끝을 조금씩 쥐어 끝까지 당겨 온다. 좌우 5~10회 반복하거나, 작은 구슬이나 자갈 등을 약 20개 흩어 놓고 발가락으로 구슬을 하나씩 쥐어 그릇에 모두 옮겨 담는 운동이 효과가 좋다.

걷기의 시작이자 기초, 발

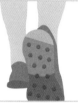

발의 구조적 특성

"인간의 발은 예술과 최고의 공학적 기술이 어우러진 걸작품
이다" – 레오나르도 다빈치

발바닥, 발목의 관절은 걷는 동안 충격을 흡수하고 앞으로 나
아가게 하는 추진력을 만들어 내는 것이다. 이러한 충격 흡수
및 인체 추진체 역할을 일생 동안 해내야 한다. 대단한 유연성
과 내구성이 있어야 한다.

발 뼈에는 서로 연관된 근육들이 늘어나고 조임을 반복한다.
건강한 발은 각각의 발과 근육들의 상호 작용이 완벽해야 한
다. 땅을 딛는 순간에는 충격을 흡수하는 구조로, 땅을 박차는

순간에는 추진력을 내는 구조로 순간순간 변해야 하는 유연함을 갖는 게 우리의 발이다. 심지어 오른발은 둥글고 작은 자갈 위에 있고, 왼발은 둥그런 공 위에 있어도 발 관절은 그에 맞게 구조를 변형시킨다.

하나의 구조물이지만, 보행 초기와 후기가 다르게 반응해야 하기 때문에, 26개의 뼈, 19개의 근육과 힘줄, 30개 이상의 관절과 107개의 인대로 구성된 발은 모든 부분에서 완벽한 협업이 이루어져야 한다.

발의 운동역학

사람이 움직일 때 거의 모든 관절은 구름 회전, 활주 그리고 흔들림이 결합되어 움직인다. 문제는 축이 고정되어 있지 않은 채로 관절은 끊임없이 균형을 잡아야 한다. 발바닥, 발목, 무릎 관절, 엉덩이 관절과 인체의 움직임에 관여하는 관절에서 하나의 고정축을 찾는 것이 거의 불가능하다. 그래서 움직임의 중심을 설명하기 위하여 전체 움직임의 지속적인 중심축을 찾지는 않는다. 대신 관절 움직임의 특정 시점에 축의 위치를 기술하기 위해 움직임의 순간instantaneous axis of motion이라는 용어가 사용된다.

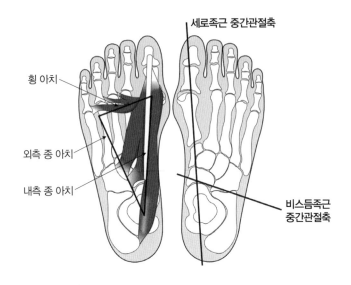

세로족근 중간관절축

횡 아치

외측 종 아치

내측 종 아치

비스듬족근
중간관절축

발에는 두 개의 가동축이 있다. '세로족근 중간 관절축'과 '비
스듬족근 중간관절축'이다. 발 관절의 운동은 뼈 사이에서 일
어나는 약간의 평면운동에 불과하지만, 이들 관절은 발의 앞부
분의 다른 관절들과 함께 발의 앞부분을 어느 정도 돌리는 안
으로의 회전과 밖으로의 회전운동에 관여한다.

걸을 때마다 매번 발바닥은 몸무게 전체를 지탱하여 몸이 좌
우 전후로 움직여도 균형을 이루게 한다. 만일 이러한 과정에
서 발바닥이 온전히 단단하고 강한 뼈로만 이루어졌다면 발 뼈
는 반복되는 충격에 곧 부서지고 말 것이다. 그러나 발에는 보
이지 않는 충격 완화 장치가 있어서, 수십 년간 걸어도 발은 넉

넉하게 기능을 한다.

발의 인대와 힘줄에 의해 지지되는 3개의 아치이다. 발아치는 횡 아치, 외측 종 아치 그리고 내측 종 아치로 이루어져 있다. 아치는 스프링과 같은 방식으로 작용하여 몸의 무게를 지탱하고 운동 중에 발생하는 충격을 흡수한다. 이 아치에 의해 발에 부여된 유연성은 걷기 및 달리기와 같은 기능을 용이하게 한다.

발이 정상적이지 않을 때의 문제점

발은 평생 자기의 몸무게를 버텨준다. 그러다 보니 발의 근육과 뼈는 다른 내장기관이나 상체의 뼈와는 달리 질기고 튼튼하며 단단하다. 그런 발에도 변형이 생기는 것은 어쩔 수 없다. 발 변형의 원인으로는 선천성 기형, 근육 마비, 근육 경련, 체중 부하에 따른 응력의 작용으로 인한 변형 그리고 맞지 않는 신발 등의 원인이 있다. 그중에서도 압도적으로 많은 확률로 발 변형을 일으키는 원인은 바로 신발이다.

발이 변형되었을 때 나타나는 질병으로는 발목이 바깥쪽으로 흔들리는 발의 외반, 안쪽으로 흔들리는 내반, 뒤꿈치로 걸으며 지면에 발 앞꿈치가 닿지 않는 구조, 뒤꿈치가 닿지 않고 앞꿈치로 걷는 첨족, 족궁이 너무 높거나 혹은 발바닥이 우묵

하게 들어간 요족, 그 외에 무지외반증, 지간신경종 등이 발생
할 수 있다.

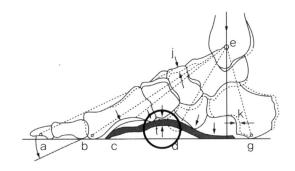

사람이 걷기 위해서는 족저근막(내재근)과 아킬레스건(외재근)
의 긴장과 이완이 안정된 탄성을 유지하며 반복되어야 한다.
위의 뉴먼의 그림처럼 발끝이 땅에 닿아있을 때 증가된 장력은
권양기 효과Windlass effect라고 알려진 기계적 전이효과를 통해
일어난다.

발바닥뼈에 붙어있는 근육들 때문에 발 중간의 관절들이 양
쪽으로 당겨지면서 발아치의 장력이 증가된다. 발뒤꿈치나 발
의 대부분이 들리게 될 때 체중은 내측에 있는 뼈를 향해 앞쪽
으로 이동한다. 이 과정에서 발에 있는 2개의 가동축과 3개의
발아치는 유기적인 협응을 일으키며 효율적인 이동이 가능해
진다.

그런데 현대의 모든 스포츠화와 구두에는 발아치의 형태를

잡아주는 깔창이 들어 있다. 이 깔창이 들어있는 신발은 발 전체를 받쳐주기 때문에 상당히 안정적으로 보인다. 그러나 김세연의 KSNS에 의하면, 이것이 들어있는 신발은 그림의 t 부분이 완충작용을 방해하기 때문에 26개의 뼈를 연결하는 인대들은 퇴보하게 된다.

게다가 딱딱하고 쿠션이 있는 신발의 구조 때문에 족저근막의 앞부분 c와 뒷부분 g가 완충 작용을 하지 못해서 발 앞꿈치와 발가락의 힘도 감퇴된다. 또한 완충작용을 하지 못하게 하므로 발의 혈액 순환을 방해한다. 이처럼 현대의 구두와 운동화들은 자연 상태의 발 구조를 변형시켜, 균형을 잡아주는 신경을 감퇴시키고, 발의 인대와 근육 구조를 활동하지 못하게 퇴보시킨다.

발의 구조를 감안할 때 맨발에 가까운 신발이 가장 이상적인 신발이다. 발의 뼈들은 인체에서 가장 크고 튼튼하게 되어 있어 몸무게를 가장 많이 지탱하게 만들어졌다. 하지만 스포츠과학적 효율성과 충격으로부터 발을 보호한다는 신발의 구조가 오히려 발을 망친다. 이런 현상이 오래 지속될 경우 발이 약해지고, 발에 의지하는 척추가 똑바로 서지 못하고 상체가 앞으로 구부러지는 노쇠 현상을 빠르게 한다.

발을 건강하게 하는 방법

발을 건강하게 하는 첫 번째 방법은 발가락과 족궁이 잘 움직이고 제한받지 않는 편한 신발을 신는 것이다. 왜냐하면 발에서 일어나는 온갖 질환의 가장 큰 원인은 바로 발의 기능보다는 맵시와 일시적 효율성을 강조하는 신발이기 때문이다. 바로 필자가 판매하고 있는 비바미 맨발신발이 대표적인 브랜드이다.

다음으로는 수시로 맨발로 흙을 밟으며 걷는다. 맨발로 걸으면서 퇴화된 발의 감각을 살리고, 좁은 신발로 쭈그러들었던 발과 발볼을 확장시킬 시간을 갖는다. 요즘은 맨발로 산을 오르는 사람이 많아졌다. 맨발로 걷기 좋은 곳으로 대표적인 곳은 대전 계족산, 서울 대모산, 청계산, 경북 문경의 문경새재길 등이 있다.

맨발로 걸을 때 주의할 점은 나뭇가지와 날카로운 자갈이 많은 길은 피하고 흙길, 이미 사람이 많이 다니던 길을 걸어야 지면에 있는 위험물로부터 부상당하는 것을 피할 수 있다. 처음 걷는 사람은 20~30분 정도 걷기와 휴식을 반복하고, 다음 날 몸과 발바닥에서 열이 날 수 있으나 곧 회복되니 염려하지 않아도 된다.

발 마사지도 수시로 해준다. 발에는 큰 근육도 있지만, 작은 근육들도 있어서 피로를 쉽게 느낀다. 특히 발의 근육은 발바닥과 발가락 사이에 모여 있어 이 부분을 집중적으로 눌러 풀어주면 도움이 된다. 발마사지는 발에서 심장 방향으로 하며, 간단한 도구를 활용해서 족저근막을 늘려 준다. 손으로 직접 해도 좋지만 골프공이나 발 마사지 도구를 발바닥에 두고 지그시 밟으며 마사지를 하는 것도 방법이다.

발 반사요법과 신발

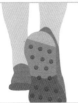

한국 사람치고 오른쪽의 그림을 안 본 사람은 없다. 발을 자극하여 내장 기관을 활성화시키고 병을 고친다는 반사요법에 대한 설명 그림이다. 발 반사요법^{Reflexology}은 때때로 신체의 에너지 흐름을 차단하여 건강을 회복할 수 있다는 전통적인 동양의학의 믿음을 기반으로 한다.

에너지 또는 기를 차단 해제할 수 있는 한 가지 방법은 관련된 영역을 마사지하고 누르는 것이다. 이 영역 중 일부는 신체의 다른 부분에 영향을 미치는 발과 손의 반사 작용이다. 반사요법은 신체 에너지의 균형을 맞추기 위해 발이나 손의 부위를 마사지하고 누르는 것과 관련된 일종의 신체 운동이다.

발 반사요법은 비과학적이고 터무니없는 전래 의학이라고 생각했는데, 현대 의학이 신경망의 구조를 밝히면서 반사요법의 과학적 근거도 밝혀지고 있다. 그림의 오른쪽처럼 우리 몸의 신경은 발가락 끝, 손가락 끝에서부터 머리끝까지 서로 연결되지 않은 부분이 없기 때문이다. 특히 발바닥에는 신경망이 인체에서 가장 조밀하게 분포되어 있다. 그런 발바닥을 자극하여 몸의 다른 부분을 고친다는 것이 전혀 이상하지 않다.

어깨가 결리는데 발바닥을 주물러주고, 오른쪽 손가락이 부드럽게 굽히거나 펴지지 않고 방아쇠를 당길 때처럼 까닥거리며 움직이는 트리거 증상이 있는데 왼쪽 발가락 끝에 침을 놓

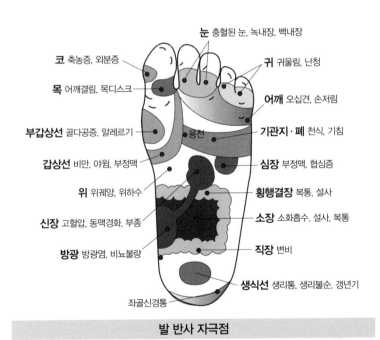

눈 충혈된 눈, 녹내장, 백내장
코 축농증, 외분증
귀 귀울림, 난청
목 어깨결림, 목디스크
어깨 오십견, 손저림
부갑상선 골다공증, 알레르기
용천
기관지·폐 천식, 기침
갑상선 비만, 야윔, 부정맥
심장 부정맥, 협심증
위 위궤양, 위하수
횡행결장 복통, 설사
신장 고혈압, 동맥경화, 부종
소장 소화흡수, 설사, 복통
방광 방광염, 비뇨불량
직장 변비
좌골신경통
생식선 생리통, 생리불순, 갱년기

발 반사 자극점

는 경험을 해본 사람은
누구나 고개를 끄덕이
게 된다.

  발 반사요법은 그 역
사가 꽤 오래되어 기원
전 2330년에 고대 이
집트의 앙크다호 무덤
에는 발 반사요법과 손
반사요법을 하는 벽화
가 그려져 있다. 인도의
석가모니의 발을 만들

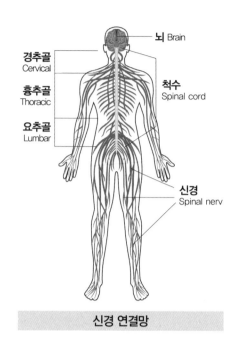

| 뇌 Brain |
| 경추골 Cervical |
| 흉추골 Thoracic |
| 요추골 Lumbar |
| 척수 Spinal cord |
| 신경 Spinal nerv |

신경 연결망

어 놓은 불족석 안에는 반사구 형태를 한 산스크리트 기호들이
새겨져 있다.

  중국의 가장 오래된 의학서적인 중국 최고의 고대의서《황
제내경》의 〈소녀편〉에 관지법이 소개되어 있다. 관지법은 발에
있는 혈 자리를 자극하여 몸의 건강을 지키는 치료방법으로 발
반사요법과 일맥상통한다.

  우리나라 민간요법에 관한 문헌을 찾아보면 세종대왕에 관
한 내용이 있다. 세종대왕의 나이 30세인 1426년(세종 8년) 5월
에 당뇨병으로 인한 풍기와 소갈증이 있었으며, 이밖에도 신장

염, 방광염, 관절염, 안질 피부염, 천식 등 많은 고통을 겪었다. 세종대왕은 이러한 증상들에 대하여 평소 버선 속에 콩을 넣어 다니면서 발을 자극하여 질병 치료의 효과를 보았다고 한다.

미국의 내과의사인 윌리엄 피츠제럴드 박사는 1913년 학계에 존 테라피Zone Therapy 이론을 발표함으로써 발 반사요법의 이론적 발전의 근거를 마련하였다.

발 반사요법을 활용하는 방법은 비교적 간단하다. 앞의 그림처럼 발과 각 신체 부위가 연결되었다는 말을 들어보지 못한 사람은 없을 것이다. 엄지발가락은 머리, 둘째 발가락은 눈, 셋째 발가락은 코, 넷째와 새끼발가락은 귀와 연결돼 있고 발의 가운데 우묵한 부위는 복부, 발꿈치는 생식기, 발 안쪽은 척추, 발 바깥쪽은 어깨, 무릎과 연결되어 있다. 이는 발과 인체의 각 기관이 거울처럼 반사되어 있다는 원리이다.

우선 양쪽 발 전체를 20분 정도 마사지한 뒤 내가 아픈 부위와 연관된 발의 반사구를 3~5분간 지압하면 된다. 이렇게 반사 부위를 자극하면 혈액 순환을 순조롭게 하고 몸의 순환 기능을 촉진, 면역 강화를 통해 자연 치유력을 높여주는 건강 관리법이다. 반사요법의 장점은 부작용이 없다는 점이다.[17]

17) 정상호 기자, 〈젊어집시다–건강한 발에 온몸의 건강 있다=발 관리–반사요법〉, 매일신문, 2004.2.24. 15:16, http://news.imaeil.com/page/view/2004022415402112722

한의학에서는 발바닥 경혈로 몸의 건강을 진단하기도 한다. 발을 수많은 경락과 경혈이 모여 있는 신체의 축소판으로 보고 오장육부의 건강을 진단한다. 발이 푸른색을 띄면 당뇨병이 의심되고, 검은색을 띄면 신장, 노란색을 띄면 심장 이상을 의심한다.[18]

신체의 불균형은 질병이나 신호 문제를 일으킬 수 있다. 발에 딱딱한 피부, 굳은살, 부드러운 반점이 있는 경우, 이러한 문제는 신체의 해당 부위에 문제가 있음을 나타낸다. 발이나 손, 신체의 문제가 될 수 있는 부분을 누르고 마사지하면 문제를 해결하고 건강을 개선하는 데 도움이 될 수 있다.

반사요법은 마사지 또는 침술과 어떻게 다를까?

많은 사람들이 반사요법을 마사지 또는 침술과 혼동하지만 이러한 치료법에는 근본적인 차이점이 있다. 마사지사는 신체의 연조직의 더 큰 영역을 문지르고 자극하면서 긴장을 풀어주지만, 반사요법을 하는 사람은 발, 손 및 귀의 특정 지점에 압력을 가한다.

그리고 반사요법과 침술, 지압은 신체의 다른 부위에 영향을

18) 권대익 기자, 〈경락·경혈 모인 인체의 축소판/건강의 지표 "발"〉, 한국일보, 2003.6.9. 00:00, https://www.hankookilbo.com/News/Read/200306090028727484

미치기 위해 신체의 반사점을 사용하지만 포인트는 동일하지 않다. 침술은 몸 전체에 포인트를 사용하고, 발 반사요법은 주로 발의 주요 포인트를 자극하며 시술한다.

발 반사요법의 가장 큰 특징은 그 효과가 검증된 것에 비하여 부작용이 없다는 점이다. 물론 발 반사요법은 아주 일부의 질병에만 적용되는 단점이 있기는 하다. 그래도 반사요법 발마사지를 받으면 스트레스를 완화하고 혈액 순환을 개선하며 신체에 활력을 줄 수 있다. 치료 마사지는 또한 정신적, 정서적, 육체적으로 기분이 나아지는 데 도움이 될 수 있다.

그런데 현대적 신발은 발의 신경을 무감각하게 한다. 그렇기 때문에 사람이 활동하면서 발을 통해서 신체의 각 장기를 적당히 자극하던 원시인과는 달리 현대인의 장기는 과식으로 피로해지고, 신발로 인해 무기력해진다.

그렇다고 인위적으로 마구 자극하도록 바닥에 돌출물을 심어놓은 신발은 오히려 지나치게 강하고 빈번한 자극으로 좋지 않은 효과를 낼 수 있다. 늘 자연스럽게 내 몸이 나에게 주는 정도의 충격과 자극을 주는 신발, 바로 발가락의 운동 공간을 충분히 확보한 발볼 넓은 신발, 그리고 언제나 땅의 굴곡, 작은 자갈도 발바닥으로 느낄 수 있는 비바미 신발이 발 반사요법 신발로 좋다.

발목 움직임

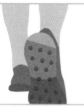

발목의 구조적 특성

인간은 두 다리로 걷기 때문에, 발목은 체중이 가장 많이 실리는 관절이다. 발목 부위의 주요 뼈는 거골(발)과 경골과 비골(다리)이다. 경골과 거골 사이의 관절은 작은 비골과 기골 사이의 관절보다 더 많은 무게를 지닌다.

그런데도 무릎 관절과는 달리 상당히 유연한 운동이 가능하다. 이를 위해 발목은 뼈와 뼈를 연결하는 밧줄 역할을 하는 조직인 인대로 둘러싸여 있다. 또한 발뒤꿈치인 종골 밑에는 지방층이 있어서 체중이 가해지면 내측 및 외측으로 변형되어 높이가 약 25% 감소되면서 지면으로부터 오는 반작용의 힘을 분산시킨다.

발목의 운동역학

발의 가장 기본적 기능은 걷고, 충격을 흡수하고, 몸이 앞으로 나가게 해주는 것이다. 이러한 기능을 수행하기 위해서 발은 발의 모양과 뼈의 연결 부위를 변형하면서 운동역학적으로 최적의 상태를 만들어낸다.

또한 보행과 달리기의 밀기 단계push off phase에서 생기는 큰 추진력에 견딜 수 있을 만큼 발은 견고해져야 할 필요가 있다. 건강한 발은 관계된 관절들, 결합조직들, 그리고 근육들의 상호작용을 통해 일어나는 충격 흡수와 전진을 위해 유연성과 견고함을 둘 다 갖고 있어야 한다.

건강한 발의 감각기능들 역시 하지의 보호와 안내에 있어 중요한 수단으로 제공된다. 그 발 중에서 발목은 상체의 하중을 발바닥으로 전달해주는 역할을 한다. 발목의 움직임은 3개의 축으로 움직인다. 위-아래, 좌-우 그리고 사선 방향으로 움직인다.

김세연의 KSNS에 의하면

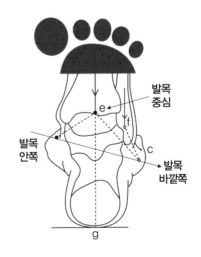

인간의 발은 걸어갈 때 전방, 좌우로 움직이는 골격 구조를 가지고 있다. 평지 바닥이 아닌 울퉁불퉁한 자연적인 지면에서도 균형을 잡을 수 있고, 네 발을 가진 동물보다 더 튼튼하게 두 발로 서서 다양성 있게 활동할 수 있는 구조이다.

걸을 때 앞의 그림에서 발목 중심의 e에 힘이 걸린다. 이 힘은 엄지발가락 안쪽을 향해서 나누어져 있고, 그 힘은 다시 발목 바깥쪽으로 이동되어 큰 삼각형 형태로 힘이 분산되어 있다. f는 보조 힘점이다. 발목에 연결되는 근육은 e를 축으로 하여 좌우, 상하 그리고 사선으로 회전하는 힘을 쓰도록 한다.

현대 문명의 인도는 자동차 도로처럼 평지가 되어 발바닥이 약해져서 쉽게 발목을 삐게 된다. 특히 뒷굽이 높고 뾰족한 여자 구두, 앞이 좁고 바닥이 딱딱한 구두는 맨발보다 발목 근육 사용만큼의 강도를 요구하지 않는다.

약한 발목 원인

발목 관절은 모든 주요 관절 중에서 가장 강하고 많이 움직이지만, 또 한편으로는 가장 자주 부상을 입는 부위이기도 하다. 그리고 적절한 치료가 이루어지지 않으면 지속적으로 골절과 염증이 생긴다.

144

발목이 약해지는 일반적인 원인은 다음 몇 가지이다.

골관절염 – 연골이 파괴되어 발목이 약해지는 진행성 상태

당뇨병 – 신체가 당분을 분해하고 처리할 수 없게 하는 상태로, 종종 발목의 순환과 힘의 손실로 이어짐

뼈 골절 – 발목이 바깥쪽으로 뒤집어지거나 안쪽으로 발목이 돌아가 꺾이는 충격으로 발생

발목 부상 – 진행 방향의 급격한 선회가 자주 일어나는 운동 중 발생하는 경우가 많음

발목 염좌 – 발목이 갑자기 강하게 구부러지거나 비틀릴 때 발생하는 부상

열악한 아치 지원 – 발의 자연스러운 곡선이 아치를 허용하지 않으면 발이 안쪽으로 구부러져 종종 발목에 통증과 쇠약을 유발함. 아치 부분을 보강한다는 신발 또는 보조재로 인한 경우가 많음

신발 뒤꿈치 – 뒷굽이 뾰족한 신발, 쿠션이 높고 부드러운데 닳은 뒤 굽의 신발은 걸을 때 발목을 흔들리게 함. 이런 미세한 발목 흔들림이 지속될 경우 발목 인대 및 근육의 손상이 올 수 있음

발목 강화하기 위한 방법

발목은 여러 개의 근육과 인대로 이루어져 있고, 활동 영역이 매우 넓다. 발목의 기본 운동 축은 세 방향이다. 위아래, 좌우 그리고 안팎 사선이다. 만일 어느 방향으로든 움직임이 불편하다면 그 부위와 반대편 근육에 문제가 있다는 의미이다. 또한 이 세 축으로 움직임이 원활하다면 발목은 건강한 것이다. 발목 강화운동도 이 3축으로의 움직임을 반복해서 한다면 발목 부분의 모든 근육과 인대가 강해지는 것이다. 그 방법도 어디서든, 언제든지 할 수 있다.

의자에 앉아서 두 발을 모아서 몸 쪽으로 끝까지 당겼다가 아래쪽으로 끝까지 밀기, 두 발을 빠른 속도로 좌우로 끝까지 움직이기 그리고 두 발을 안쪽 사선 위아래로, 바깥쪽 사선으로 올렸다 내리기를 반복한다.

상하체의 연결점, 무릎

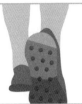

무릎의 구조적 특성

무릎은 신체에서 가장 크고 복잡한 관절 중 하나로 다양한 근육, 인대, 연골 및 힘줄로 구성된 경첩과 같은 관절이다. 무릎은 또 대퇴골(대퇴골)을 정강이뼈(경골)에 연결한다. 경골(비골)과 슬개골을 따라 이어지는 작은 뼈는 무릎 관절을 만든다.

인대는 무릎 뼈를 연결하고 무릎에 안정성을 유지한다. 전방 십자 인대는 대퇴골이 경골에서 뒤로 미끄러지는 것, 후방 십자 인대는 대퇴골이 경골에서 앞으로 미끄러지는 것, 내측 및 외측 측부 인대는 대퇴골이 좌우로 미끄러지는 것을 방지한다. 내측과 외측 반월상 연골이라고 하는 두 개의 C자 모양의 연골 조각은 대퇴골과 경골 사이에서 충격을 흡수한다. 무릎의 가동

방향은 주로 앞뒤로 굽힘과 바깥쪽으로 외회전과 안쪽으로 내
회전이 일어난다.

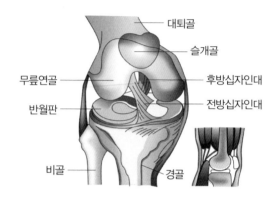

대퇴골
슬개골
후방십자인대
전방십자인대
무릎연골
반월판
비골
경골

약한 무릎 원인

신체에서 가장 큰 관절인 무릎의 연골은 뼈와 뼈가 만나는 곳
을 보호하지만 노화와 과사용의 결과 연골이 마모되어 골관절
염을 유발할 수 있다. 대한슬관절학회에 따르면 우리나라 65세
이상의 고령 인구에서 퇴행성 관절염 유병률은 37.8%이며, 남
성에서 20.2%, 여성에서 50.1%로 여성이 남성에 비해 2.5배 유
병률이 높다. 최근에는 20~30대 젊은 층에서도 발생 빈도가
늘고 있다고 조사되었다. 무릎 문제와 부상은 스포츠 또는 레
크리에이션 활동, 업무 관련 작업 또는 가사 업무 중에 가장 자

주 발생한다.

갑작스러운(급성) 부상은 무릎 문제의 가장 흔한 원인이다. 갑작스러운 부상은 무릎에 직접적인 타격을 입거나 비정상적인 비틀림, 무릎 굽힘 또는 무릎 넘어짐이 주된 원인이다. 부상이 생겼을 때 통증, 타박상 또는 부기가 심각할 수 있으며, 신경이나 혈관이 조이거나 손상될 수 있다. 급성 부상에는 인대와 힘줄의 염좌 또는 파열, 그리고 골절이 주된 증상이다.

과사용으로 인한 부상은 반복적인 활동이나 무릎에 반복적 또는 장기간 압력을 가할 때 발생한다. 계단 오르기, 자전거 타기, 조깅 또는 점프와 같은 활동은 관절 및 기타 무릎 조직에 스트레스를 가했을 때 염증을 유발할 수 있다. 과사용으로 인한 무릎 부상으로는 무릎을 완충하고 윤활하는 작은 액체 주머니에 염증이 생기는 활액낭염, 힘줄 염증(건염) 또는 힘줄의 작은 파열(건염), 무릎 인대가 두꺼워지거나 접히는 현상인 플리카 증후군 등이 있다.

그리고 노화로 인한 퇴행성 관절 질환은 무릎 통증을 유발할 수 있으며 아침에 악화되다가 낮에 호전되기도 한다. 이외에도 류머티즘 관절염, 통풍 및 루푸스와 같은 다른 유형의 관절염도 무릎 통증, 부기 및 뻣뻣함을 유발할 수 있다.

약한 무릎과 내과 질환

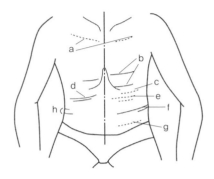

b : 심장부전증, 경쇄증, 압박증
c : 위장병, 소화불량, 가스형성
d : 12지장, 특히 간장 기능장애
f : 콩팥부위 경직, 몸에 물이 생
기는 증세 등

김세연의 KSNS에 의하면 오른쪽과 왼쪽의 무릎을 구부리는 힘이 다를 때 상체에 있는 내장기관도 영향을 받는다. 가슴과 배 부분에 주름이 가 있는 사람들이 있다. 나이 들면 대부분이 그렇다. 그런데 그 줄이 좌우 평형으로 그어진 주름은 거의 없다. 이런 주름은 걸을 때 왼발과 오른발의 힘이 달라서 생긴다. 왜냐하면 오른발과 왼발의 힘이 다르면, 걸을 때 갈비뼈 좌우의 근육 힘이 달라진다. 그 근육의 힘에 따라 아픈 내장의 아픈 부위가 달라진다.

흉추 8번 부분의 균형이 다를 때는 e 주름살을 발생시킨다. 흉추 7, 8, 9 갈비뼈 부근의 좌우 비틀림이 틀릴 때는 c, e 주름살이 생긴다. 이 주름은 한쪽 무릎 구부리는 힘이 약할 때 약한 쪽 근육은 움직이지 않고, 강한 쪽 배 근육은 강하게 움직이기 때문이다. 걸으면서 자기 배 근육에 손을 대 보면 한쪽의 배 근육이 움직이지 않는 것을 느낄 수 있다.

걸어갈 때 오른발이 지면에 충격을 주면 반사작용으로 오른쪽의 머리 근육까지 충격을 준다. 이것은 뉴턴의 작용과 반작용법칙이다. 중력이 없다면 반작용은 아주 미약하고 사람은 공중으로 떠오른다. 이와 같이 발바닥이 받는 충격은 무릎 구부리는 힘의 속도에 연관되어서 오른쪽 상체에 연결된다. 곧 무릎 구부리는 힘이 약하면 오른쪽 흉곽의 충격이 미약해서 흉곽이 아래로 내려쳐진다.

이에 따라서 오른쪽 허파를 받쳐주고 있는 횡격막도 밑으로 처지고 간을 누르게 된다. 오른발과 왼발의 힘과 근육의 속도가 대칭 상태로 건강한 사람의 횡격막은 오른쪽이 왼쪽보다 더 많이 아래로 누르게 된다. 이와 같은 횡격막의 압력에 의해서 간 위에 있는 정맥은 압력 증가로 피를 내보내고 동맥은 간 밑에 있어서 피를 흡수시키는 간 내부에 압력 변화를 일으켜서 창자로부터 흡수한 영양분을 간이 흡수한다.

간의 조직은 실리콘과 같은 형태의 부드러운 탄성체로 이루어져 있다. 그러나 오른발목과 무릎 구부리는 힘이 약한 사람은 오른쪽 횡격막 작동이 느려서 간 내부의 압력 변화가 미약하다. 그래서 간에 혈액 순환이 저하되어 간 기능에 병을 일으킨다. 간경화증, 간 혈액 검사 수치가 나쁘게 나타난다.

무릎 강화하기 위한 방법

무릎은 운동을 할 때 부상을 입기 쉬운 부위다. 운동 부담이 가장 많이 가는 곳이기 때문이다. 무릎 손상을 예방하기 위해서는 무릎 근육을 강화하고 유연성을 높이는 운동을 하는 게 중요하다. 고통이 없으면 이득도 없다는 말은 적어도 신체 운동에서는 별 도움이 되지 않는 말이다. 무릎 운동을 할 때 통증이 생기면 자세를 바꾸거나 운동을 중지하고 전문가의 상담을 받기를 권한다.

다음은 보건복지부에서 권장하는 무릎 강화 운동이다.

☑ 슬개골 움직임 운동

❶ 다리를 쭉 펴고 앉아 슬개골(무릎뼈)을 부드럽게 발 쪽으로 10초간 밀어준다.
❷ 슬개골을 부드럽게 허벅지 쪽으로 10초간 밀어준다.
❸ 슬개골을 부드럽게 반대편 다리 쪽으로 10초간 밀어준다.

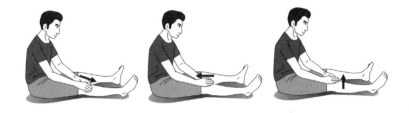

☑ 발뒤꿈치 들어올리기 운동

❶ 바로 선 상태에서 발뒤꿈치를 들어 올려 까치발로 선다.

❷ 자세를 2~3초간 유지한 후 천천히 내려온다. 이 동작을
10회 3세트 시행한다.

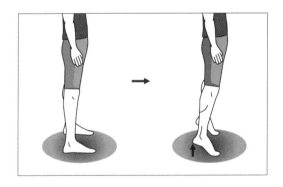

인체 역학의 기적, 고관절

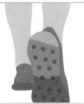

고관절의 구조

골반, 즉 엉덩이는 중요한 3개의 매우 다른 기능들과 연관이 있다. 첫째, 골반은 다리와 몸통의 많은 큰 근육들을 위한 공통의 부착 지점을 제공한다. 둘째, 골반은 상체와 몸통의 무게를 앉아 있는 동안 그리고 서 있거나 걷는 동안 다리로 전달한다. 셋째, 골반저의 근육들과 결합조직들의 도움을 받는다면, 골반은 배변, 소변 그리고 생식 기능과 연관된 기관들을 지지하게 된다.

그중에서 골반관절은 엉덩이뼈인 골반의 컵 모양으로 생긴 비구 부분과 대퇴골의 둥그런 머리 부분의 다리를 연결하는 관절이다. 우리 몸에서 가장 큰 관절이다. 둥근 공 모양의 허벅지

뼈의 머리 부분과 소켓 모양의 골반 뼈로 이루어진 안정적 구조로 체중을 많이 지탱하여 관절 질환이 많이 발생한다. 보행할 때 체중의 3~4배까지 힘이 가해지고 뛸 때는 체중의 10배까지의 하중이 실리기도 한다.

앉기, 서기, 걷기, 달리기, 들기를 포함하여 인간 생활에서 중요한 움직임의 대부분은 엉덩이 관절의 기계적 역동성 덕분이다. 고관절은 두 개의 뼈 사이 조직의 종류에 따라 섬유관절, 연골관절, 윤활관절로 이루어져 있다. 비구와 대퇴골두 사이 관절면에는 연골과 지방이 있어 관절이 움직이는 데 완충 작용을 할 수 있어 윤활관절에 속하며, 아래로 연결된 인대는 고관절과 대퇴골을 강하게 붙잡아 서로가 떨어지지 않도록 고정시키는 역할을 한다.

그 모양이 마치 공처럼 둥근 대퇴골의 골두와 이 볼 부분을 감싸고 있는 골반골이 소켓 모양으로 되어 있어, 볼-소켓 관절이라고도 한다. 이 볼-소켓 관절의 표면은 연골로 덮여 있고, 이 연골은 쿠션의 기능을 하여 관절에 주어지는 압력 또는 힘을 완충시키는 역할을 한다. 이 관절은 관절막으로 둘러 싸여 있고, 이 관절막의 내면은 관절액을 분비하는 활액막으로 덮여 있다.

고관절은 큰 근육들과 힘줄들에 의해 둘러싸여 매우 안정되어 있다. 이러한 구조로 되어 있는 사람의 고관절은 얼음 위에서 스케이트 날이 미끄러지는 것보다 더 부드럽게 공이 소켓 속에서 미끄러져서, 부드러운 관절운동이 일어난다.

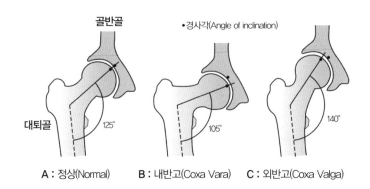

A : 정상(Normal)   B : 내반고(Coxa Vara)   C : 외반고(Coxa Valga)

그림은 근위 대퇴골을 보여주고 있다. 각 그림에 있는 한 쌍의 검고 굵은 점들은 고관절의 여러 정렬들을 보여주고 있다. 최적의 정렬은 A에서 보여주고 있다.

고관절의 운동역학

고관절의 주요 기능은 몸과 몸통의 무게를 동적으로 지지하는 동시에 축 골격에서 하지까지 힘과 하중 전달을 촉진하여 가동성을 허용하는 것이다. 고관절은 앞뒤, 전후 그리고 좌우

3개의 주요 축에서 움직임을 허용하며, 이 3개의 축은 모두 서로 수직이다. 전체 축의 중심 위치는 왼쪽 그림의 검은 점으로 표시된 대퇴골두의 중심이다.

횡축은 굴곡 및 신전 운동(구부리고 펴는 동작)의 정도를 표시하고, 세로축은 허벅지를 따라 수직으로 내부 및 외부 회전을 표시한다. 표에는 나타나지 않지만 앞뒤 회전운동의 범위를 나타내는 축이 있다. 그림의 왼쪽은 고관절의 운동과 연관된 근육의 해부도이다. 앞의 두 그림을 합쳐서 보면 근육의 힘이 지향하는 방향을 알 수 있다.

고관절은 인체의 중심에 놓인 관절 위치 때문에, 상체의 바닥 관절이면서 하체의 꼭대기 관절, 즉 천장관절SI joint 역할을 모두 한다. 몸의 상하체를 모두 연결하면서 움직임을 만들어내야 하기 때문에 다른 어떤 관절보다 크고 무거운 운동 역학적 힘을 발휘하게 된다. 팔과 몸통을 연결하는 흉쇄관절과 비교해 천장관절은 매우 크며 견고하다. 매우 가파른 관절면과 천골의 위치는 기울어진 구조를 하고 있으며, 복잡한 천장관절을 인대로 보강하고 있다.

약할 때 문제점

고관절의 스트레스는 관절을 지지하는 근육 중 하나가 한계 이상으로 늘어나거나 찢어질 때 발생한다. 누구나 일상적인 작업만으로도 고관절 부상을 경험할 수 있지만 대부분의 부상은 스포츠 활동 중에 일어난다.

고관절 염좌는 갑자기 발생하는 급성 부상일 수 있다. 예를 들어, 신체 접촉이 빈번한 운동을 하다 넘어지거나 직접적인 타격을 받으면 고관절 이상과 통증이 일어날 수 있다. 또한 고관절 근육을 과도하게 사용하면 반복적인 움직임으로 인해 근육이나 힘줄이 시간이 지남에 따라 서서히 약해져서 고관절 이상을 유발할 수 있다.

고관절이 약하면 보행, 자세 정렬, 관절 가동성, 유연성 및 신체 균형이 흐트러질 뿐만 아니라, 무릎과 엉덩이 그리고 허리 통증이 유발된다. 이러한 증상은 관절이 약한 고관절 근육을 보상하려고 무릎과 엉덩이, 그리고 허리 부분을 과도하게 사용할 수밖에 없기 때문이다.

고관절 부상을 일으킬 가능성이 높은 원인으로는 몇 가지가 있다. 우선 같은 부분의 부상이 반복된다면 운동 전에 스트레칭을 제대로 하지 않고, 너무 많은 운동을 빨리 하려 했을 때이다. 특히 요즘 같은 컴퓨터 시대에는 장시간 같은 자세로 앉아서 일하고 운동을 하지 않다 보면 고관절 굴곡근이 약해질 수 있다. 반대로 엉덩이 근육을 과도하게 사용하여도 근육이 퇴화되어 약해져서 근육 위축이 일어날 수 있다.

강화하기 위한 방법

천장을 보며 누워서 양발을 골반 넓이로 벌린다. 양 무릎을 굽혀 세우고 엉덩이를 들어 올리는데 허리, 엉덩이, 허벅지가 일직선이 되도록 한 후 15초 유지, 5초 휴식을 적당한 횟수로 반복한다. 이때 허리가 아프면 그만둔다. 평상시에 허리 통증이 있다면 시도하지 않는다.[19]

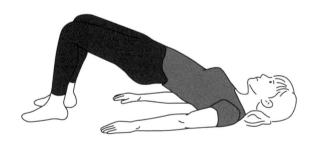

19) 김준배 지음, 《백년 쓰는 관절 리모델링》, 비타북스, 2020

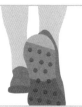

약한 듯 강한 척추 곡선의 역학

척추의 구조

인간의 척추는 7개 경추(목뼈), 12개 흉추(등뼈), 5개 요추(허리뼈)를 가지고 있다. 요추 수의 차이는 흔하다. 인구의 3%는 4개, 5%는 6개의 요추를 가지고 있다. 척추는 직립 자세로 있는 동안 두개골 지지와 균형 작용을 하고 견갑골과 골반 간의 힘의 전달을 돕는다. 척추는 또한 뒤꿈치 착지 후 지면의 반작용 힘을 약화시키는 데 중요한 역할을 한다. 척추는 전체 신체 높이의 약 5분의 2를 구성하며 척추라고 하는 33개의 서로 맞물린 뼈의 수직 사슬로 형성된다.

경추(목)는 머리 무게를 지지한다. 경추는 모든 척추 영역 중에서 가장 가동 범위가 넓다. 7개의 별도로 움직일 수 있는 척추가 있다. 흉추는 주로 흉곽(가슴뼈)을 구성하여 심장과 폐를 감싸며 보호한다. 요추는 크고 무거운 물건을 운반할 때 몸에 오는 충격을 완충하는 역할을 한다. 천골(골반뼈)은 주로 엉덩이뼈에 척추를 연결하고 골반을 형성하고, 미골 또는 꼬리뼈는 골반 주변의 근육과 인대에 대한 접속 포인트의 역할을 한다.

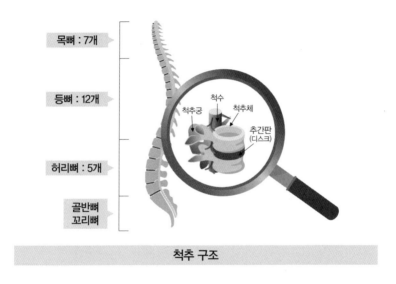

목뼈 : 7개

등뼈 : 12개

허리뼈 : 5개

골반뼈
꼬리뼈

척추궁 척수 척추체

추간판
(디스크)

척추 구조

척추의 역할

척추에는 각각의 척추 영역이 곡선으로 되어 있고, 그 곡선들이 연결되어 자연스러운 S자 곡선으로 이루어졌다. 이 곡선은 척추 전체에 걸쳐 더 많은 가동 범위를 허용하고 균형을 유지하는 데 도움이 되며 코일 스프링처럼 작용하여 충격을 흡수한다.

척추의 만곡은 전만(앞으로 구부러짐)과 후만(뒤로 구부러짐)으로 설명된다. 경추는 자연적으로 전만이고, 흉추는 자연적으로 후만이다. 요추는 자연적으로 전만, 천골과 미추는 후만이다. 이렇게 척추가 구부러진 곡선으로 이루어진 데는 운동역학적으로 기막힌 적응이 있었다. 만일 척추가 하나의 똑바른 기둥이었다면, 신체의 미세한 모든 움직임에도 몸의 모든 말단까지 따라서 비틀거려야 한다. 하지만 척추의 곡선은 매우 자연스럽고 효율적인 움직임을 허용한다.

예를 들어 의자에 똑바로 앉아 책을 읽기 위해 약간 앞으로 몸을 기울여보자. 이 단순한 행동을 할 때 몸 전체가 어떻게 미묘하게 움직이는지 주의 깊게 생각하면 두개골 하단부터 척추 전체가 관련되어 있음을 알게 된다. 척추 고유의 곡선은 이것을 매우 작고 효율적인 움직임으로 만들지만, 척추가 하나의 직선 기둥이라면 이 간단한 움직임이 얼마나 비효율적이고 어려울지 짐작되고도 남는다.

척추가 하중을 지지하는 또 하나의 수단은 바로 디스크이다. 척추에는 총 23개의 추간판이 있는데, 이 디스크에는 세 가지 주요 기능이 있다. 1) 각 뼈 척추 사이에 위치한 척추에서 충격을 흡수, 2) 척추 뼈들을 연결, 유지하는 단단한 인대 역할, 3)

척추에서 약간의 이동성을 허용하는 연골 관절의 역할이다.

약할 때 문제점

〈후생신보〉의 2021년 3월 보도에 의하면 우리나라 국민의 80%는 생활에 지장이 있을 정도의 허리 통증을 경험해본 적이 있다고 한다. 통증의 대부분은 생활습관만 바꿔도 좋아지는 단순 요통이지만, 15%가량은 전문적인 치료가 필요한 질환이다. 척추 질환을 방치하면 단순히 허리뿐이 아닌 무릎, 다리, 엉덩이 건강에도 상당한 영향을 미친다.

척추 질환으로 병원을 찾는 환자는 매년 증가추세다. 건강보험심사평가원의 국민관심질병통계에 따르면, 척추 질환으로 병원을 찾은 환자는 2016년 8,397,832명에서 2019년 9,200,737명으로 매년 2~3%씩 증가하고 있다. 연령대별로 보면 30대부터 많아져 50~60대 환자가 가장 많았다. 이에 강동경희대병원 김용찬 교수는 '선천적인 척추 질환도 있지만, 대부분 척추 질환은 하루아침에 오는 것이 아니다. 오랜 시간 척추에 안 좋은 영향이 축적되면서 질환이 나타나는 것'이라고 설명했다.

척추 질환의 요인으로는 잘못된 자세, 유전적 요인, 골다공증 등으로 인해 척추의 굴곡이 굽게 되면 척추 사이의 추간판이 튀어나오는 추간판 탈출증(허리디스크), 척추뼈 안의 척추관이 좁아지면서 신경이 눌리는 척추관 협착증, 나아가 척추가 굽은 채로 변형되는 퇴행성 척추 후만증 등으로 발전하게 된다.

걷기가 척추에 좋은 이유

우선 걷기는 척추를 지지하는 근육을 강화한다.

몸통, 코어, 요추(허리) 근육은 허리의 안정성과 움직임을 유지하는 데 중요한 역할을 한다. 이 근육은 앉아있는 생활 방식으로 인해 약화되고 약해져 척추의 부정렬을 유발할 수 있고, 일정 기간 지속하면 근육 약화, 피로, 부상 및 통증이 증가하고, 척추 근육의 전체 질량도 감소할 수 있다. 이렇게 약해지는 척추 근육의 약화를 방지하기 위하여 걷는다면 척추 부위의 혈류를 증가시킨다. 신체 활동이 감소하면 척추의 작은 혈관이 수축되어 척추 근육으로 가는 혈류가 감소한다. 반면에 걷기는 혈관을 열어 이 근육에 산소와 영양분을 공급하는 데 도움이 된다.

그리고 걷기는 근육의 독소를 배출한다.

근육은 수축하고 팽창할 때 생리학적 독소가 생기는데, 이 독소는 허리 근육 조직 내에 축적되어 경직을 유발한다. 걷기는 이러한 독소를 배출한다.

또한 걷기는 허리의 유연성을 증가시킨다.

신체 활동이 부족하면 허리와 엉덩이의 근육과 관절이 뻣뻣해지는데, 이 뻣뻣함은 요추에 압력을 증가시켜 정상적인 곡선을 망가뜨린다. 하지만 걷기는 등, 다리, 엉덩이의 근육과 인대를 늘려 유연성을 높인다. 걸을 때 햄스트링, 척추 기립근, 고관절 굴곡근과 같은 특정 근육이 활성화되어 스트레칭된다. 척추 인대와 힘줄의 유연성도 증가하여 허리의 전반적인 운동 범위를 개선한다.

걷기와 혈액 순환
- 발바닥과 종아리

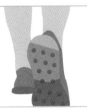

인간만 필요한 하지 혈액 순환

사람의 혈액 순환 구조는 다른 동물, 심지어는 영장류인 원숭이와도 확연하게 다르다. 인간을 제외한 모든 동물의 혈액 순환을 담당하는 기관은 심장, 딱 하나다. 하지만 인간은 신장과 더불어 종아리 근육이 작은 심장 역할을 한다. 왜냐하면 심장 아래로 내려간 피를 다시 뿜어 올려야 할 필요가 있기 때문이다.

네 발로 걷거나, 두 발로 걷고 두 손으로 보조 역할을 하는 동물은 굳이 하체의 피를 상체로 뿜어줄 기관이 필요하지 않다. 모든 신체 기관의 높이가 비슷하게 유지되기 때문에 심장의 힘이 비슷하게 작용한다.

그러나 인간은 맨 꼭대기에 있는 머리와 맨 아래에 있는 발의 높이가 그야말로 신체의 길이만큼 차이가 나고, 그만큼 중력의 힘을 더 받는다. 게다가 가장 높은 곳에 있는 두뇌는 부피에 비하여 피를 많이 필요로 하여 15% 이상의 피가 두뇌를 순환한다. 심장은 위로 뿜어주는 힘도 강해야 하는 데다, 하체로 내려간 피를 다시 끌어올려야 한다.

사람의 운동량이 많으면 많을수록 필요로 하는 피도 많아지고, 혈액 펌프인 심장도 힘 있게 움직여야 한다. 이때 보조 역할을 하는 종아리 근육이 제대로 역할을 하지 못하면 심장에도 무리가 가고, 신체 전반적인 혈액 순환에 문제가 생긴다. 당연히 혈관도 변형된다.

종아리 근육은 인체의 균형을 잡아주는 근육이면서 제2의 심장 역할을 한다. 그리고 균형의 센서 역할은 발가락, 그중에서도 엄지발가락이 한다. 엄지발가락은 신체의 전체적인 균형을 통한 건강의 유지에서 대단히 중요하다.

종아리의 혈액 순환 역할

심장이 혈액을 펌핑한다는 것은 누구나 알고 있다. 하지만 두 번째 혈액 펌프가 있다는 것을 알고 잘 운영하는 사람은 드물다.

건강한 성인 남자를 기준으로 할 때 우리 몸의 혈액의 양은

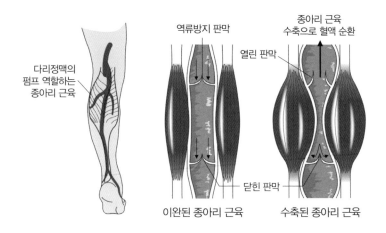

다리정맥의
펌프 역할하는
종아리 근육

역류방지 판막

열린 판막

종아리 근육
수축으로 혈액 순환

닫힌 판막

이완된 종아리 근육

수축된 종아리 근육

5000cc다. 이 가운데 70%가 심장보다 아래에 있는 신체에 보내져야 하고, 또한 중력 때문에 하체로 몰린다. 그런데 하체로 보내진 피를 다시 상체로 끌어올리려면 심장만으로는 역부족이다.

심장의 부족한 힘을 보충해주는 강력한 펌프 역할을 하는 것이 바로 종아리 근육이다. 종아리의 '밀킹 액션Milking Action'이라고 하는데, 걸으면서 종아리 근육이 팽창했다가 가늘어지는 것을 반복하는 움직임이 마치 소의 젖을 짜는 모습과 비슷해서 붙은 이름이다.

종아리 동맥 주변 근육이 수축과 이완을 반복하면서 혈관의 압력을 증가시켜 혈액을 심장으로 올려 보내는 중이라는 신호다. 이처럼 우리가 걸을 때 종아리 근육이 다리의 정맥에 모여 있는 피를 심장으로 되돌려 보내도록 설계되었다.

종아리의 정맥은 인체에 산소와 영양 공급을 끝낸 혈액을 저장하는 저장소와 같은 역할을 한다. 이때 종아리 근육이 수축하면 정맥에서 짜낸 혈액이 정맥계를 따라 밀려난다. 다리 정맥의 단방향 판막은 혈액이 심장을 향하는 올바른 방향으로 흐르도록 한다. 이 판막은 중력에 의하여 피가 아래 방향으로 흐르는 것을 막는다.

걸을 때 발도 발바닥에 있는 피를 위로 뿜어주는 역할을 한다. 발에도 작은 정맥 저장소가 있기 때문이다. 발을 내딛는 초기 동작에서 발에 체중이 실리면서 발 정맥 저장소의 혈액이 짜내져, 종아리 저장소로 보내진다. 그런 다음 단계의 후반 단계에서 종아리 근육이 수축하여 중력에 대항해서 다리 위로 혈액을 펌핑한다. 역시 발과 종아리 사이에 있는 판막은 혈액이 올바른 방향으로 흐르도록 하고 중력이 혈액을 다시 아래로 당기는 것을 막아준다.

비행기 좌석이나 자동차 좌석처럼 장시간 움직이지 않거나 책상에 몇 시간 앉아 있으면, 종아리 근육이 많이 수축되지 않고 혈액이 고인다. 그래서 걷기가 다리 혈액 순환에 좋다. 걷기는 혈액 고이는 것을 방지하고 심부 정맥 혈전증DVT이라고 하는, 잠재적으로 위험한 혈전이 생기는 것을 예방한다.

종아리, 걷기 그리고 혈액 순환

모든 건강의 기본은 피가 잘 통해야 한다. 한방에서 기와 혈이 잘 통해야 한다고 하고, 양방에서도 피가 잘 통해서 온몸에 산소와 영양 공급이 골고루 되어야 건강하다고 한다. 혈액 순환이 잘 되려면 몸을 움직여야 하는데, 가장 기본적인 몸의 움직임은 바로 걷기이다.

심장이 나쁘면 걸어서 심장을 튼튼하게 해야 한다. 골다공증이면 걸어서 몸에 적당한 충격을 주며 뼈를 다져야 한다. 비만이면 걸어서 필요 없는 지방을 태워야 한다. 고혈압이면 걸어서 혈관을 강하게 해야 한다. 스트레스가 많으면 걸어서 자연과 세상을 보며 풀어야 한다. 하지정맥류라면 걸어서 혈류를 원활하게 해야 한다.

우리가 걸어야 할 정신적, 육체적 이유는 하늘만큼 많다. 그이유들 중에 걸어야 피가 돌고, 피가 돌아야 산다는 사실이 핵심이다. 건강해지는 것은 둘째 치고, 생존하려면 걸어야 한다. 왜? 피를 돌게 하니까. 그리고 종아리를 자꾸 써야 한다. 왜? 피를 돌게 하니까.

종아리를 강하게 하는 방법

종아리 근육을 강화하기 위해서는 별다른 도구나 시간이 필요치 않다. 가장 간단하고 좋은 방법은 걸어 다니는 것이다. 1주일에 3~4회, 거리로는 10km 이상이 좋다. 야외를 걷지 않을 때는 발뒤꿈치를 올렸다 내렸다 하는 까치발 운동을 한다. 까치발 운동은 종아리 근육을 강화하면서 몸 전체의 균형 감각을 향상시킨다. 뿐만 아니라 장딴지 근육 안의 심부정맥 내의 혈액을 심장으로 뿜어주면서 하체의 혈액을 상체로 올라가게 한다. 그리고 종아리를 다리 아래쪽에서 위쪽으로 마사지하는 것도 좋다.[20]

---

[20] 이규연 기자, 〈종아리 근육 단련하는 3가지 운동법〉, 마음건강길, 2021.1.7. 11:15, https://www.mindgil.com/news/articleView.html?idxno=70231

경추와 머리
: 움직이지 않는 추-머리

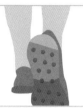

모든 운동을 할 때, 심지어 아무것도 하지 않고 가만히 쉬고 있을 때도 바른 자세의 유지가 중요하다. 특히 머리를 흔들거나 떠는 것은 채신머리없어 보이거나, 건강이 나쁜 것을 나타낸다. 이런 불안정한 머리 자세는 목의 근육에 필요 이상으로 힘이 들어감과 동시에 온몸의 불균형으로 진전될 수 있다. 바른 자세의 기본은 머리가 지상으로부터 수직 상태를 유지하면서 안정적으로 정면을 보는 자세이다. 걷거나 뛸 때도 마찬가지다.

경추의 구조와 역할

사람 몸의 축은 머리, 등뼈 그리고 골반으로 이어지며, 이때 움직임은 목뼈 윗부분과 등-허리뼈로 구분된다. 주 기둥은 엉덩관절과 (팔을 제외한) 목의 기저 사이에 있는 체간이라 하고, 머리와 목(경추)은 체간 위에 있다.[21]

그리고 경추 위에는 머리가 있다. 목과 뇌는 근육으로 이어져 있고, 목뼈를 통하여 뇌와 연결되는 신경, 혈관이 지난다. 머리의 무게를 견디면서 신체 변화의 빠른 움직임에도 머리를 꼿꼿이 세운 채로 균형 잡힌 자세를 유지하게 하는 것이 경추의 역할이다.

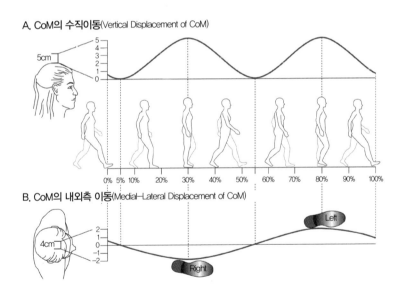

A. CoM의 수직이동(Vertical Displacement of CoM)

B. CoM의 내외측 이동(Medial-Lateral Displacement of CoM)

21) Jacquelin Perry 지음, 《Perry의 보행분석》, 영문출판사, 2012

정상 보행을 할 때 목은 머리가 시선을 따라서 독립적으로 움직일 수 있게 해주는 역할을 한다. 신체의 중력중심이 하지의 움직임 때문에 머리와 체간을 위아래로 움직이는 것을 제외한다면 분절, 즉 끊어졌다 이어지는 움직임이 아닌 계속적으로 이어지는 움직임을 보인다. 걸을 때 머리의 위치는 상하로 5cm, 좌우로 4cm 내외를 움직인다.

그러나 이 변화는 머리를 흔들거나 돌려서 생기는 위치의 변화가 아니다. 위아래는 무릎을 구부리고 펴는 과정에서 생기는 몸 전체의 높낮이 때문에 생긴다. 머리의 좌우 움직인 또한 오른발과 왼발이 교대로 전진하면서 생기는 것이지 머리 자체의 움직임은 아니다.

이 모든 과정에서도 머리는 중력선과 수직을 이루는 것이 바른 자세의 기본이다. 무려 4.5~5kg이나 되는 머리가 앞으로 1인치 늘어날 때마다 목이 추가로 4.5kg의 무게를 지탱해야 한다. 이것은 몸 전체를 정렬에서 벗어나게 하고, 목과 어깨, 심지어는 허리까지 통증을 유발하고 폐활량을 최대 30%까지 감소시키기에 충분하다.

이처럼 무거운 머리를 충격 없이 유지하는 구조적 특징 중의 하나는 경추가 곡선으로 되어 있다. 경추는 정상적인 상태에서 옆에서 보면 약간 휜 듯이 C자 형태의 커브로 나열되어 있다.

수직으로 서 있는 게 아니라 요추와 마찬가지로 볼록하게 만곡을 이루며 약간 굴절되어 있다.

이러한 경추의 곡선은 스프링 같은 역할을 하면서, 우리가 걸을 때나 달릴 때 외부의 충격이 전해지면 뇌와 머리뼈를 안전하게 보호하는 완충 역할을 효율적으로 한다. 그래서 우리는 머리와 목이 건강한 상태를 유지하려면 경추의 곡선을 유지해야 한다.

경추가 약할 때 문제점

경추 통증의 대부분은 머리가 수직과 수평 상태를 유지하지 못하기 때문에 온다. 즉 목이 기우니까 머리가 기울어지고, 그로 인해 목의 근육과 신경이 아프게 된다. 더 진전이 되면 목 부분의 뼈와 뼈 사이를 연결하는 디스크가 빠져나온다.

머리는 척추 위의 볼링공과 같다. 머리가 척추 바로 위에 있고 어깨 위로 똑바로 있다면 머리 본래의 무게는 목과 근육에 머리 무게만큼의 중량으로 목을 누르면서 쉽게 균형이 잡힌다. 하지만 머리가 기울어진다면 경추를 비롯한 온몸의 신경계는 커다란 영향을 받는다.

머리가 기울어지면 신경계는 두개골과 척추를 연결하는 상부 목의 심부 근육을 단축함으로써 신체 균형을 돕는 신경의 자극과 이완을 방해받는다. 특히 이완에 영향을 미치는 신경이 자유롭게 흐르지 못하게 된다.

뒤통수 아래 근육, 머리와 뒤쪽 척추를 연결하는 근육은 척추의 명령 및 제어 센터이다. 머리 뒤쪽 근육의 움직임과 균형에 대한 지침을 제공하기 위해 눈과 함께 작동한다. 동일한 머리 위치에 있지만 머리 기울기가 달라짐에 따라서 근육과 신경의 길이가 짧아지면 정보 전달이 방해를 받고, 그만큼 왜곡된 정보가 척추 아래로 전달된다.

또한 기울어진 머리는 비강을 통한 호흡의 자유로운 흐름에 나쁜 영향을 준다. 이러한 예를 통해 우리는 기울어진 머리가 목, 어깨 및 척추 하부에 왜 그렇게 많은 긴장을 가하는지 더 명확하게 이해해야 한다.

거북과 같이 기울어진 목의 자세를 오래 유지하다 보면 결국 목 디스크로 진전된다. 이런 증상은 핸드폰을 많이 보는 현대인에게는 흔한 병이 되었다. 목 디스크의 증상은 목, 팔 또는 손의 통증에서 동일한 부위로 방사되는 전기와 같은 통증에 이르기까지 다양하다. 때때로 팔이나 손의 마비 또는 약해지는 증상이 나타날 수도 있다.

목 디스크의 대표적 증상은 우선 신경이 눌려 목에서 양쪽 어깨, 팔 그리고 손 전체에 통증이 느껴지는 것이다. 이처럼 신경이 목 주변에서 손상되면, 팔과 손으로 통증이 퍼지는 것 같은 방사통이 생긴다.

둘째로는 팔의 힘이 빠지고 저리며 우둔해진다. 디스크의 수핵이 빠지거나 퇴행성 경추 척추증 또는 경추관 협착증 등으로 척수가 눌리면, 한쪽 팔 또는 양쪽 팔이 저리거나 마비되기도 한다.

셋째로는 두통, 현기증, 어지럼증, 이명이 온다. 목의 C 커브가 일자목이 되면, 목이 펴지며 혈관을 누르게 된다. 이러면 심장에서 뇌 쪽으로 가는 혈액 순환에 문제가 생기고, 따라서 뇌의 산소 공급도 장애를 받게 된다. 이로 인해 두통, 현기증, 어지럼증, 이명 등의 증상이 생긴다.[22]

머리 흔들지 않고 바르게 걷기

똑바른 자세를 유지하는 것은 건강상의 많은 이점을 가질 수 있다. 그렇다면 똑바른 자세란 어떤 자세일까? 서 있을 때 목과 머리의 건강을 유지하기 위하여 머리가 척추 위에서 균형을 유

---

22) 자생의료재단, https://www.jaseng.org/news/encyclopedia_view.do?idx=697

지하는 자세를 알아야 한다.

- 머리는 어깨와 수평을 이루며 좌우로 기울어지지 않는다.
- 턱은 지면과 평행을 유지한다.
- 귀는 어깨 위로 정렬된다.

바른 자세를 하려면 기본적으로 척추의 구조를 알면 좋다. 오른쪽의 그림처럼 척추는 S자 모양으로 완만하게 굴곡이 되어 있다. 바른 자세라고 해서 척추를 바로 하라는 것이 아니라, 굴곡진 척추를 유지하면서 몸을 바로 세우는 것이다. 정면이나 옆에서 보았을 때 몸의 구부정함이 없어야 한다. 그리고 머리는 정면을 바라보면서 턱이 지면과 평행을 유지하는 자세이다. 머리가 전후좌우로 기울어 있으면 안 된다.

영국의 노르딕전문가 그룹인 브리스톨 노르딕워킹Bristol Nordic Walking 그룹에 따르면 바르게 걷기를 평가할 때 많은 부분을 관찰할 수 있다고 한다. 다리가 11자로 잘 유지되는지, 보폭은 적당한지 또는 팔의 흔듦은 좌우 대칭적인지, 걸을 때 발뒤꿈치가 먼저 닿고, 발이 들려질 때에는 엄지발가락으로 무게중심이 잘 빠져나오는지 등을 평가한다.

이런 평가 항목들은 무수히 많아서 하나하나 짚고 넘어가려면 매우 복잡하다. 걸을 때 가장 핵심적으로 평가할 수 있는 부분은 바로 머리이다. 걸을 때 실천해야 할 모든 바른 자세는 결국 머리의 흔들림이 최소화되는 방향으로 모아진다.

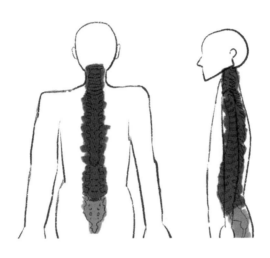

그렇다면 머리를 올바르게 정렬하려면 어떻게 해야 할까? 올바른 머리 정렬을 위한 방법으로 다음 몇 가지를 제시한다.

❶ 척추를 머리 쪽으로 바로 늘린다. 목을 별도의 존재가 아니라 척추의 일부로 생각하고 척추 사이의 공간을 늘리고 아코디언의 풀무처럼 확장하려고 한다.

❷ 끈 위의 꼭두각시. 누군가가 당신의 머리 꼭대기에 실을 연결하고 마치 실의 꼭두각시처럼 그것을 통해 당신을 끌

어울리고 있다고 상상한다. 하지만 어깨를 들지는 않는 게 중요하다.

❸ 지면과 턱 높이를 수평으로 한다.

❹ 머리를 떨어뜨리지 말고 눈으로 땅을 살펴본다. 걸으면서 전방 10~15m 앞을 바라보지만, 고개를 밑으로 숙이지 말고 시야 전체로 본다.

3장

걷기와 신발

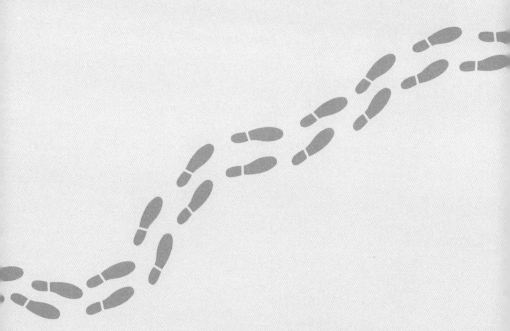

인간이 발전함에 따라 맨발로 걷고 달리다가 발을 보호하기 위한 발싸개를 고안

했고, 사회적으로 분화함에 따라 신발의 목적도 다양해졌다.

신발은 발을 보호하고 걷고 뛰는 데 도움을 주는 것이 주된 역할이기는 하다. 하지만 세분화된 신발의 기능을 보면 걷고 뛰는 데 오히려 방해가 되는 신발도 있다. 예를 들면 역도화나 축구화를 신고 길을 걷는 것은 무리이다.

예식에서 사용되는 화려한 신발도 역시 마찬가지이다. 한 켤레 수십만 원 하는 신발은 아무 길이나 걷는 게 아니라, 그 신발에 맞는 길을 걸어야 한다. 예를 들면 밑창이 양가죽으로 된 페라가모 같은 신발을 신고 아스팔트나 시멘트 길을 걸으면 발바닥이 매우 아플 뿐만 아니라, 쉬이 망가진다. 이런 신발은 걷기용이라기보다는 부의 과시용이라고 보아야 한다.

이와 같이 인간이 발전함에 따라 맨발로 걷고 달리다가 발을 보호하기 위한 발싸개를 고안했고, 사회적으로 분화함에 따라 신발의 목적도 다양해졌다. 걷기와 관련한 신발의 종류를 대략 3가지로 나누어 볼 수 있다. 범용화, 의료화 그리고 특수 기능화이다.

범용화는 일반적으로 넓은 목적을 가지고 활용할 수 있는 신발이다. 의료화는 치료 또는 예방의 목적으로 의사나 물리치료사 등 전문 의료인이 처방해주는 신발이다. 특수 기능화는 매우 한정적인 특정 목적을 위하여 만들어진 신발이다. 범용화는 신발의 기능을 가급적 빼고 인간이 본래 맨발로 걷고 달리던 발의 기능을 최대한 되살리기 위한 신발을 맨발신발, 의례나 패션 등과 같이 사회·문화적 활동을 위하여 만든 신발을 드레스화, 그리고 일상생활에서 편하게 신기 위한 신을 생활화로 규정하였다.

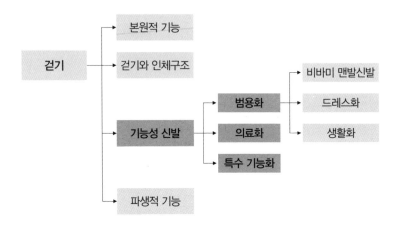

멋과 권위, 드레스 슈즈

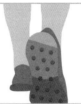

드레스화는 정장에 신는 신발이다. 종교·사회·국가적 행사에 나갈 때 입는 정장에 맞추어 신는다. 여기서 정장이라 함은 국왕이나 국가원수가 입는 턱시도와 같은 예복을 포함한다. 드레스화의 특징은 신발의 본질적인 목적인 '걷는 발 보호'라기보다는 사회적 위치를 드러내는 데 있다. 따라서 신발은 매우 정형적인 모습을 갖는다. 남성의 신발은 권위를 나타내려 하고, 여성의 신발은 아름다움을 추구하는 경향이 있다.

남자용 정장 구두는 가죽으로 만들어지며 비교적 어두운 다양한 색상으로 만들어진다. 전형적인 남성 정장 구두는 영국에서 처음 만들어진 옥스퍼드 구두이다. 미국에서 발 모랄이라고도 하는 이 제품은 묶는 가까운 레이스가 있다. 대부분은 앞부분을 날렵하고 밋밋하게 끝내지만, 일부는 멋을 내는 토캡을 만들기도 한다.

몽크 구두는 몽크스트랩이라고도 하는데, 이 신발에는 끈이 없다. 몽크스트랩의 클래식한 멋은 장식인 스트랩과 버클로 이루어지는데, 스트랩의 갯수에 따라 싱글 몽크스트랩, 더블 몽크스트랩으로 분류된다. 이외에도 윙팁, 더비, 로퍼, 태슬 등이 정장 구두에 속한다.

여성용 드레스 슈즈는 남성용 드레스 슈즈보다 다양한 색상과 화려한 디자인을 보여준다. 펌프스는 가장 일반적인 여성용 드레스 슈즈로 고리나 끈, 잠금장치 등이 없고 발등 부분이 드러나게 깊이 파여 있지만, 예외적으로 발목 끈 등이 있는 경우도 있다. 펌프스의 뒤꿈치는 일반적으로 최소 5cm(또는 2인치) 높이이다.

슬링 백은 펌프스와 유사하게 앞 코 부분은 다소 밋밋하지만, 펌프스와 구별되는 점은 뒤꿈치를 완전히 감싸지 않는다는 점이다. 대신 신발을 제자리에 고정하기 위해 뒤꿈치 위로 당겨지는 스트랩이 있다.

드레스 슈즈는 과시를 목적으로 하고 걷기는 부차적인 용도이다. 그렇기 때문에 때로는 신는 사람의 발을 대단히 불편하게 하기도 한다. 서양 중세시대 초핀쇼핀느, Chopine이라는 구두가 대표적이었다.

초핀은 높은 굽의 슬리퍼로 16~17세기에 크게 유행했는데, 하이힐의 조상이라고 한다. 받침 형태의 두꺼운 굽이 달린 이 구두는 이집트시대부터 중세까지 만들어진 그 어떤 신발보다도 극단적인 형태를 보인다. 높이가 50cm에 이르는 것도 있어서 보조자가 있어야만 걸을 수 있었다고 한다.

초핀의 현대적인 형태인 하이힐 또한 초핀 못지않게 비인간적이기는 마찬가지이다. 하이힐high heels, high-heeled footwear, high heeled shoes(문화어로는 뾰족구두)은 굽이 높은 여성용 신발을 지칭한다. 남자용 신발은 굽이 높더라도 하이힐이라 부르지 않다. 하이힐은 티눈, 무지외반증, 족저근막염, 허리 통증을 유발하여 건강에 좋지 않은 것으로 악명 높다. 미국 앨라배마주 모빌과 사우디아라비아는 아예 불법으로 규정하고 있다.

다행히도 한반도에서는 서양 복식과 달리 지나친 과시에 치중하느라 인간성조차 무시하는 신발은 없었다. 대체로 뒷굽은 높지 않고 신발은 발목보다 조금 더 높이 올라가는 디자인이다. 고구려, 신라, 백제 삼국시대의 무덤에서 금동으로 된 신발이 발굴되기는 했지만, 신고 걷기보다는 신고 서 있는 정도의 불편함이었다.

한국민속대백과사전에 의하면 우리나라의 신발은 좌우 구분

없이 한 켤레를 만든다. 그 후 신을 착용하고 발집이 나면서 비로소 좌우의 짝이 구분되는 특징이 있다. 낮은 울에서 시작하여 뒤축으로 올라가는 날렵한 곡선미도 독특한 형태이다. 이러한 마른신은 땅에 딛는 발에 신는 신이면서도 비활동적으로 보일 만큼 유난히 아름다운 복식미가 있다.

상고시대 우리나라의 신은 형태에 따라 화, 혜, 리로 분류하며, 용도에 따라 마른신, 진신으로 구분하고, 착용 목적과 사용하는 재료에 따라 명칭을 붙인다.

여기에 신분에 따라 구별을 두었다. 조선시대 관리들이 관복에 신는 '화'는 신목이 있는 형태이며, 주로 검은색으로 제복으로서의 기능적 역할이 강하다. '리'는 문무백관의 제복용으로 착용하는 흑리와 왕골, 삼, 짚으로 엮은 일반용 초리와 가죽으로 만든 혁리가 있다. 《국조오례의서례國朝五禮儀序例》 문무관 관복도설에 흑피리는 발목까지 오는 형태이며 이는 《경국대전》에 반영되어 흑피혜로 나온다.

마른신은 울타리가 낮고 딱딱한 가죽과 백비를 속에 덧대어 제작하기 때문에 팔자로 걸어야만 벗겨지지 않게 되어 있어 자연스럽게 독특한 팔자걸음으로 걷는 양반의 보행 문화로 이어질 수 있었을 것이다. 조선시대 풍속화를 보면 풍류를 즐기는 사대부들은 직령포에 긴 갓끈을 내려 한껏 멋을 부리고 있는 모습인데, 신을 착용하고 서 있는 자세가 팔자걸음의 연장 상태로 발이 많이 벌어진 형태를 보인다.

드레스 슈즈는 인간의 걷기 능력 향상이라는 본질적인 면에서 벗어나지만, 또 한편으로는 인간의 과시욕과 아름다움에 대한 인간의 고상한 취향을 드러내는 신발이다. 드레스 슈즈는 고전적인 미적 표준을 벗어나 때로는 꼴사납기까지 하다. 다행히도 남자의 정장 구두는 그렇게까지 극적인 아름다움을 추구하지는 않는다. 그럼에도 불구하고 드레스 슈즈가 걷기 좋게 발을 보호한다는 원초적 발생 이유로 돌아갈 것 같지는 않다.

왜냐하면, 인간의 미적 이상향의 추구는 끝이 없기 때문이다.

왜냐하면, 인간의 역사는 이제 겨우 시작하니까……

모든 신발의 시작, 일상화

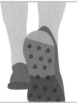

일상화는 매일 신는 신발이다. 특별한 사람이나 목적이 없는 신발인 만큼 일반적인 디자인에 일반적인 소재를 사용했다. 한마디로 말하면 가급적 많은 사람들이 부담 없이 사용할 수 있도록 제작된 신발이다. 기능성 신발이 발의 특정 부분의 활동력을 최대한 발휘하기 위해 만들어진다면, 일상화는 신발이 발의 지시 역할을 함에 있어서 전 영역에 골고루 이루어지게끔 제작된다.

일상화는 착용감과 내구성뿐만 아니라 걷기, 달리기, 혈액 순환, 몸무게 지지와 같은 생체 역학적 기능 등 모든 필요한 기능과 조건들이 적절하게 조합된다. 현대 신발은 '이동 수단인 발의 보호'와 더불어 '자신을 드러내는 패션' 기능이 첨부되어 대단히 복잡한 구조를 갖고 있다.

그러나 최초의 신발은 발을 해로운 것으로부터 보호하고, 추위로부터 보온을 유지하는 것이 가장 기본적인 기능이었다. 현재까지 발견된 신발 중 가장 오래된 것은 기원전 8000~7000년경의 것으로 추정되는 세이지브러시 바크 샌들sagebrush bark sandals이다. 1938년 미국 오리건에서 발견된 것으로 소가죽으로 되어있고, 끈으로 조여 맬 수 있는 구조이다.

고고학적으로 인간의 발가락이 가늘어지고 작아지기 시작한 40,000년에서 26,000년 전부터 신발을 신은 것으로 추정되고 있다. 그렇지만 신발의 구조, 특히 권위나 패션보다는 생활을 영위하기 위한 일상화의 구조는 다음 사진의 인류 최초의 신발과 비교해서 별로 변하지 않았다.

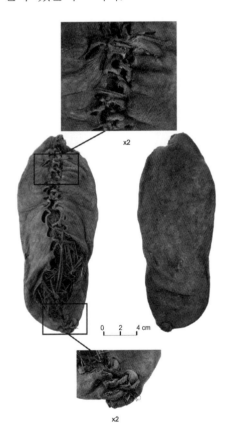

한국인과 일본인이 짚신을 불과 100여 년 전에도 신고 다녔고, 서양에서도 평민의 대부분은 평상시에 맨발로 걸었다. 신발이 대중을 위하여 대량 생산되기 시작한 것은 1856년 가죽을 바느질하는 재봉틀이 발명되면서부터이다. 이후 구두 밑창을 다루고 리벳을 박는 기계들이 개발되면서 구두 산업은 혁신적인 발전과 성장을 하기 시작하였다. 하지만 근대 이전까지만 해도 신발은 여전히 비싸고 귀족과 부유한 상인 위주의 상품이었다.

1839년 고무나무에서 추출한 생고무에 황을 더하고 가열한 가황고무가 발명되면서부터 가난한 서민들도 비로소 신발을 신게 되었다. 이 인조고무는 이전의 가죽이나 천연재료보다 값이 싸고 가공하기 쉬우며 값도 저렴했다. 이런 가황고무를 이용한 신발이 한반도에 전해진 것은 1919년 이하영이 설립한 대륙고무공업주식회사가 고무신을 만들기 시작하면서이다.[23]

1960년대에는 발을 덮는 갑피와 발바닥이 닿은 창으로 구성된 새로운 신발이 등장해 고무신과 세대교체가 진행됐다. 1970년대에 생활수준이 나아지면서 신발 주력제품은 고무신에서 운동화로 바뀐다.

23) 김재홍 기자, 〈[쉿! 우리동네] 고무신서 나이키까지… 신발산업 100년〉, 연합뉴스, 2018.4.28. 11:00, https://www.yna.co.kr/view/AKR20180425116700051

매우 느린 속도로 변하던 신발은 나이키 공동창업자인 빌 보워만이 1970년 어느 날 아내가 와플 굽는 것을 보고 운동화 밑창에 와플처럼 격자무늬를 넣으면 좋을 것 같다는 아이디어를 떠올리면서부터 매우 빠른 속도로 변하기 시작한다.

보워만은 와플 굽는 기계에 고무화합물을 넣고 밑창을 구워내서, 신발 밑바닥에 붙였다. 이렇게 탄생한 제품인 나이키의 와플 트레이너 러닝화는 곧 전 세계 육상선수들의 기록을 향상시키며 폭발적인 반응을 만들어냈다. 그리고 이 운동화는 미국에서 단기간에 가장 많이 팔린 운동화, 신발로 기록되었다.

첫 번째 와플 운동화의 성공 이후 빌 보워만은 회사 이름을 '블루 리본 스포츠'에서 '나이키'로 바꾼다. 나이키라는 이름은 승리의 여신인 니케NIKE를 영어식으로 발음한 것이다. 페르시아에서 승리의 소식을 전하기 위해 먼 길을 달려왔던 그리스 병사가 기도를 올린 바로 그 여신의 이름이다. 승리의 여신인 니케의 상징적 의미를 브랜드화하여 나이키는 신발의 본질적 기능마저 바꾸어 버렸다. 나이키는 신발 제작사라기보다는 마케팅회사로 자리매김한다.

나이키의 와플 운동화는 신발의 구조에서 혁명적인 변화를 일으켰다. 와플 운동화 이전의 신발에는 쿠션이라는 개념이 전혀 들어있지 않았다. 발의 보호와 보온이라는 1만 년 전에 만들어진 신발 본래의 기능보다는 이제 운동 역학적 기능과 외관이 중요해졌다.

그러니까 지금처럼 신발에서 쿠션을 통한 충격 흡수가 중요하다고 생각하기 시작한 것은 길어야 1970년 와플 운동화가 등장한 이후인 50여 년에 불과하다. 짧은 50여 년 만에 사람들은 걸을 때 땅바닥의 느낌을 받지 않는 것을 당연하게 여기게 되었다.

이처럼 신발이 본래의 기능을 벗어나기 시작한 이유로는 아스팔트와 시멘트로 덮여지는 도로에 따른 걷는 환경의 변화, 경제 발전에 따른 풍요로움을 즐기려는 패션시장의 성장, 그리고 신발회사의 마케팅 활동에 기인한 바가 크다.

신발을 필요로 하는 근본 원인이 바뀌었기에 신발의 구조도 바뀌었다. 현대인의 신발 선택에서 가장 중요한 요인은 발 보호가 아닌 패션성이다. 2016년 대전과학기술대학교의 이용섭이 발표한 논문 〈대학생 소비자의 신발제품 구매성향 분석연구〉에 의하면 대학생들의 신발 구매 선택 기준에서 남녀 모두 51.5%와 72.7%로 디자인을 가장 중요하게 생각하는 것으로 나타났다.

젊을수록 신발을 편안하게 신을 수 있는 착화감보다는 스타

일을 결정하는 디자인을 중시하는 경향이 두드러졌다. 그중에서도 신발과 옷과의 조화를 특히 우선시했다. 대학생들이 선호하는 신발은 패션화, 스포츠운동화 순이었다. 신발 구매 시 가장 영향력 있는 사람은 친구로 응답되었다.

현대인이 신발을 구매하면서 신발의 패션성, 즉 신발 자체의 미적 감각도 중시하지만, 그보다 옷과의 조화에 더 중점을 둔다. 그러다 보니 발의 기능과 동떨어진 채로 날렵함과 우아함이 신발 디자인의 대표적 키워드가 되었다.

현대인의 신발과 원시인의 신발을 비교하면 확실히 요즘 신발은 소재도 다양하고 색상을 조화롭게 만들었다. 앞은 뾰족하여 마치 신을 신으면 날아갈 듯하고, 뒤꿈치는 높아서 하늘 높이 올라가 세상을 내려다볼 수 있을 만큼 키가 커진다. 게다가 병조각, 나무 조각, 쇳조각 등 온갖 위해물이 널려 있는 아스팔트 콘크리트 길로부터 발이 다치는 것을 막기 위하여 무쇠 방패가 무색할 만큼 단단하고 딱딱한 밑창으로 되어 있다.

이제 걷고 뛰는 데 발의 중요성은 감소되고 신발이 발의 뼈와 근육을 대신한다. 그리고 신발이 발의 고유 기능을 대신하는 만큼 발을 기초로 한 신체 전체의 균형은 흔들리고, 뼈, 근육 그리고 신경은 점점 무뎌져가고 있다. 그렇게 일상 속에서 우리 발은 잊혀 가고 있다.

걷기와 의료화

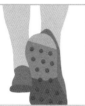

의료화의 정의

의료화는 걷고 뛰는 데 불편함을 겪는 질환 또는 질병이 있는 환자의 발을 의사가 진찰하고, 파악된 병의 원인을 치료하거나 변형된 발을 교정하기 위하여 처방된 신발이다.

처방화는 질병으로 고통 받는 환자를 위하여 의사가 일시적으로 신발에 비정상적 기능을 추가하는 것이다. 이는 특정 기능을 강화하기 위한 기능성 신발과 다른 점이다.[24]

특히 성장 과정의 소아에 있어서는 태어나면서부터 그 아이의 선천적인 골격 특성이 발의 발육에 큰 영향을 미친다. 의사는 아

---

24) 김명웅 지음, 《기능성 신발의 제조 기술》, 선진문화사, 2005

이의 성장과정에 따라 아동화를 처방하고, 그 발육과정에 따라 근육, 조직 뼈 등이 정상적으로 성장할 수 있도록 관찰한다.

이처럼 의료화는 환자의 일정 체위를 유지하고, 근육의 성장 패턴이 제 기능대로 행해지게 처방된 신발이다. 의료화는 약제와 같다. 약을 먹고 환자가 정상을 회복하게 하듯이, 의료화 역시 질환자가 신발을 신고 정상적인 발의 기능을 회복할 수 있게 한다.

의료화의 종류

의료화는 두 가지로 나눌 수 있다. 발과 하체의 변형된 자세

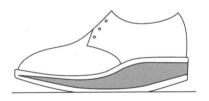

Henkel's Cradle Shoes

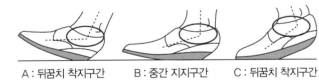

A : 뒤꿈치 착지구간   B : 중간 지지구간   C : 뒤꿈치 착지구간

흔들리는 신발바닥이 위에서 아래로 흔들리는 움직임

를 바로잡기 위한 교정화, 다른 질병과 연관된 병을 치료 및 예방하기 위한 치료화이다.

☑ 교정화

자세 교정 의료화 중 꽤나 선풍적인 인기를 끌었던 신발로 발 구름을 편하게 해주는 마사이 신발이 있다. 밑창이 매우 두툼하고 둥그런 모양을 하고 있다. 그런데 막상 마사이족은 맨발로 걷는다고 한다. 이 신발은 마케팅에 대단한 성공을 한 케이스로 꼽는다.

그런데 이 신발과 매우 흡사한 신발은 이전부터 있었다. 이른바 의료화 중의 하나로, 연관된 질환이 매우 깊은 사람을 위한 신발이다. 바로 헨켈Henkel형 신발이다. 관절염과 다발성 경화증과 같이 만성적으로 딱딱한 발을 가진 환자가 신는 신발이다. 이런 환자는 발의 유연성이 결여되어 보행에 곤란을 느껴 몸의 균형을 느끼는 것조차 어렵다.

헨켈형 신발이 발을 대신해서 걷게 되도록 발을 앞쪽으로 흔들어 움직이는 굴림형의 두꺼운 바닥으로 되어 있다. 이 신발을 신고 걸을 때는 어느 시점에서도 발목의 각도가 거의 같다. 발목의 움직임을 최소한으로 줄이면서 걷기 때문에 편하게 걷는 것처럼 느껴진다.

문제는 이 신발은 밑바닥이 둥글기 때문에 불안정하다. 그래서 마사이 신발을 오래 신으면 무릎과 허리에 무리가 간다. 특히 근력과 유연성이 부족한 사람이 불안정을 유발하는 이 신발을 신으면 균형을 잡기 어려워져 계단이나 내리막길에서 넘어질 수 있다.

따라서 이러한 처방화는 길지 않은 한정적인 기간만 의사의 지시에 의해서 신어야 한다. 마사이 신발은 기본적으로 발 관절 수술 뒤 재활 치료하는 사람에게는 제한적 효과가 있을 수 있으나, 그렇지 않은 사람의 워킹용으로는 적합하지 않다.[25]

근력 강화를 위한 걷기는 인체 본래의 힘을 되살리는 것이다. 지나치게 기능을 넣은 신발은 오히려 인체의 자연치유력 회복에 해가 된다는 좋은 사례라고 할 수 있다. 신발의 잘못된 선택은 바로 족부 질환으로 연결되기 쉽다. 따라서 신발의 선택은 자신의 체형, 발의 모양, 신발의 사용 목적에 따라 세심하게 선택해야 한다. 신발의 앞볼이 좁고 길이가 짧으면 발이 변형되고 이로 인한 질병을 유발하게 된다.

정상적인 발을 가진 사람이 잘 맞지 않는 신발을 신었을 때 발에 생길 수 있는 질환은 세 가지 부류로 나눌 수 있다. 발가

---

25) 강병원 기자, 〈[소문과 진실] 밑창 둥근 '마사이 신발' 건강에 도움되나?〉, 조선일보, 2008.6.11. 14:32, http://danmee.chosun.com/site/data/html_dir/2008/06/11/2008061101363.html

락의 변형, 발 구조의 변형 그리고 발 피부의 변형이다. 발가락의 변형은 망치족, 갈퀴족지, 발톱의 변형 등이다. 발 구조의 변형은 무지외반증, 족저근막염, 지간신경종 등이다. 마지막으로 발 피부 질환은 각질화, 티눈, 건막류 및 무좀 등이 있다.

☑️ 치료화

치료화는 당뇨화 또는 하지정맥류와 같이 발과 직접 연관성이 덜한 병으로 인한 질환을 치료 또는 완화하기 위한 신발이다. 특별한 신발과 신발 보조기를 필요로 하는 일반 질환으로는 급성 말초동맥 폐색, 동맥경화증, 이완성 마비, 파킨슨병, 말초성 동맥 등이 있다.

이러한 질환들은 대체로 말단 혈류 불량 또는 신경 질환이다. 만성적인 말초 동맥 질환은 다리 부분의 감각이 무뎌지고, 말단 부위의 세포에 혈액이 충분히 공급되지 못하여 썩는 수가 있다. 이러한 질병을 일으키는 것 중 가장 많은 사례가 당뇨이고, 따라서 의료화 중 대표적인 것이 당뇨화이다.

당뇨 환자에게 잘 생기는 합병증 중에서 중요한 것 중 하나가 궤양인데 국소 부위에 높은 압력이 가해지는 것이 중요한 원인이며, 신발이 잘 맞지 않아서 발생하는 경우도 많다고 한다. 특히, 신경병증이 진행하여 심한 감각 이상이 있는 환자는 당뇨화를 잘 선택하여야 한다.

당뇨 환자는 궤양의 발생, 즉 염증, 괴사로 인해 피부가 떨어지며 조직 표면이 국소적으로 결손되거나 함몰되는 증상을 보이는 경우가 있다. 궤양은 조직의 염증이 진행되어 발생하거나 조직으로의 산소 및 영양분의 공급이 원활하게 이루어지지 못해 발생한다. 당뇨 환자는 궤양의 예방을 위하여 당뇨화를 신어야 하지만, 궤양이 발생하지 않는 경우도 있어 모든 당뇨 환자가 신어야 하는 것은 아니다.

그러나 당뇨화의 구조에 대하여 표준화된 것은 없다. 발 질환은 당뇨병의 가장 흔한 합병증으로 당뇨 환자의 20% 정도가 경험한다고 한다. 이처럼 일반 질환으로 인한 발 질환은 하지 혈액 순환 불량으로 인한 발 모양의 변형, 말초 신경 둔화로 상체와 하체의 협응이 둔화되면 의사의 처방을 받아 의료화를 맞춰 신어야 한다. 이런 신발은 대체로 발등과 발볼이 넓어 통기성이 좋고, 신발 속에서 발의 움직임을 제한하지 않는다. 또한 몸무게가 발바닥 어느 한 곳에 집중되지 않고, 움직임에 따라 무게중심 전환이 제대로 되도록 제작된다.

이러한 교정화와 치료화는 질환자를 위한 특수화이다. 그렇기 때문에 증세에 따라 신발에 특별한 보조구, 압박재료, 통풍을 위한 구조 또는 충격 흡수재를 사용할 수 있다. 건강한 사람이 신으면 매우 편하게 느껴질 수 있을 정도로 가볍게 만들거나 발목, 발가락, 족궁의 움직임을 최소화하는 신발도 있다.

그러나 이러한 신발은 결과적으로 해당 부위의 근육과 관절 사용을 줄이기 때문에 장기적으로 더 약화된다. 의료화는 의료용 목적으로 사용되어야 하고, 건강한 사람이 사용하면 건강을 해칠 수 있음을 분명히 인지해야 한다.

어싱신발의 특징

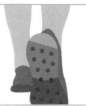

어싱신발을 새로 출시했다. 그런데 예상 밖의 호평을 받고 있다. 어싱이란 earthing, 접지라는 뜻이다. 땅과 사람이 접지해야 건강하다는 의미이다.

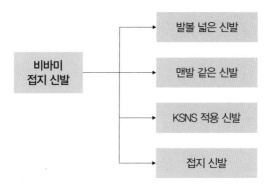

사람은 태곳적부터 땅과 접촉하면서 살아왔다. 그러면서 늘 지구와 전기적으로도 연결되어 있었다. 모든 전기제품은 접지선이 있다. 접지는 전기회로나 전기기기를 땅에 연결하여 이상 전압이 발생했을 때 고장 전류를 대지로 흘려보내서 기계와 땅이 같은 전기적 상태인 '0'볼트를 유지하게 하는 것이다. 사람이나 모든 생물도 마찬가지로 늘 땅과 접촉해 있으면서 '0'볼트의 전기적 상태를 유지해왔다.

그런데 불과 수십 년 전부터 사람들은 고무로 된 신발을 신기 시작했다. 고무는 가장 대표적인 절연체이다. 게다가 땅에는 아스팔트가 깔리면서 환경 전체가 절연체가 되었다. 그러다 보니 사람의 몸에 잔류 전류가 생기고, 이 전류가 정전기를 일으켜서 건강상 많은 문제점을 일으킨다는 것이 '어싱'이다.

그런데 바쁘고 자연과 멀어진 현대인이 늘 맨 흙이 있는 곳이나 어싱할 만한 곳에 가서 자기 몸을 지구와 연결시키는 일은 불가능하다. 가능하면 조금이라도 자주 어싱을 하고자 하지만 방법이 여의치 않았다. 그래서 고안해낸 것이 어싱신발이다. 어싱신발은 신발에 구리와 같은 도체를 심어놓아 땅과 전기적으로 연결하는 방식이 많았다.

맨발로 걷는 느낌을 최대한 주기 위한 두께 3mm의 신발을 팔고 있던 나도 당연히 어싱에 대해 알고는 있었지만 무심했다. 하지만 시간이 흘러가면서 어싱도 되고 맨발로 걷는 느낌도 갖고 싶어 하는 고객들의 문의가 들어왔다. 결국 1년에 걸쳐 많은 방법을 고민하다가 전기가 통하는 '도전고무'를 이용해서 어싱되는 맨발신발을 만들었다.

반신반의하면서 시장에 출시했지만, 예상외로 많은 고객들이 찾고 있다. 어싱신발에 관한 동영상을 찍으면 다른 주제로 찍었을 때보다 조회 수가 훨씬 올라간다. 그러면서 어싱이 건강의 새로운 트렌드로 자리 잡고 있음을 확인할 수 있었다.

판매를 하면서 '어싱'이라는 새로운 용어가 무엇인지를 설명해본 적이 없다. 이미 알고 있는 사람들이 검색하여 건강상 이점과 질병이 나아진 사례를 알게 되고, 그러면서 자연스럽게 '어싱신발' 또는 '어싱슈즈'라고 검색하여 여러 경쟁 제품 중에서 그중 가장 맨발다운 신발을 고르고 나를 찾아온다.

현재 시장에서 나오고 있는 어싱신발은 구리를 박은 것, 구리 사슬로 신발 모양을 만든 것, 밑창도 가죽으로 만든 것 등이 있다. 그런데 비바미 신발은 밑창 전체를 도전고무로 만들었다. 그러면서도 신발의 최소주의 정신을 고스란히 담았다는 특징으로 다른 어싱신발과의 차별화를 꾀했다.

비바미 어싱신발은 우선 맨발신발barefoot shoes이다. 맨발신발이 시장에 처음 나온 것은 2007~2008년경이다. 시작은 스포츠의학계의 연구 결과가 발표되면서부터였다. 미국 하버드대학교 리버만 박사는 맨발로 달리는 선수가 운동화를 신고 달리는 선수보다 부상이 적다고 발표했고, 이는 맨발신발의 효용성을 사람들에게 인식시키는 계기가 되었다.

이때는 나이키, 아디다스, 뉴발란스 등 주요 메이저 신발 브랜드들이 모두 다 맨발신발을 출시하였고, 일부는 아직도 그 이름을 유지하고 있다. 하지만 그 명맥을 유지하는 신발들을 보면 이제는 소규모의 마이너 브랜드들만 실질적인 맨발신발을 만들어 상품화하고 있다. 비바미 신발도 이때부터 맨발신발에 주력하며 전문성을 인정받고 있다.

비바미가 발볼 넓은 신발을 만들게 된 계기는 김세연 교수의 스본스도를 접하면서이다. 원래부터 발볼이 넓은 맨발신발을 팔고는 있었지만, 스본스도를 알게 되면서 정말 신발 안에서 발가락의 움직임이 자유로운 공간을 만들었다.

사실 발볼 넓은 신발은 모험이었다. 앞모양이 워낙 넓다보니 디자인의 날렵한 요소를 포기해야 했기 때문이다. 대신에 족저근막염, 무지외반증, 지간신경종으로 고생하는 고객층이 새로 생겼다. 이전에는 알지 못했던 특수한 시장이었다.

KSNS를 비바미 신발에 적용하는 과제는 그리 순탄치 않다. 직접 김세연 교수를 만나 연구를 한 것이 아니라, 맨발신발을 하다 보니 KSNS 신봉 고객층이 유입되어 이런저런 요구를 하였고 거기에 맞추어 왔다.

생각보다 까다롭고 만들기가 쉽지 않다. 더구나 KSNS를 자연치유에 활용코자 하는 고객들은 건강상의 문제가 있고, 발에 민감하기 때문에 대충 만들어서는 만족시키지 못한다. 아직도 비바미 신발은 KSNS 신발로 적정한 수준의 완성도를 인정받지 못하고 있다.

이 모든 비바미 신발의 특징은 전혀 시장친화적이라고 볼 수가 없다. 그런데 이 모든 요소들에 새로운 개념인 어싱신발을 접목하였다. 비바미 어싱신발은 발볼 넓은 신발, 맨발 같은 신발, 대체의학 KSNS 효과가 중첩되는 시장에서 판매되고 있다. 각 특성은 서로 연관성이 교차하면서 그럭저럭 팔리고 있다. 산수로 친다면 $2 \times 2 \times 2 = 8$의 계산이 통하기를 바라고 있다.

문제는 새로 개발된 어싱신발이다. 지구와 인간을 전기적으로 연결시켜준다는 신발은 아직 시장에서 익숙한 개념이 아니다. 어떤 사람에게는 우주영화에서나 볼 만큼 황당한 개념일 수도 있다. 어싱신발이라는 개념을 좋아하는 사람에게는 비바미 신발을 좋아할 만한 이유가 하나 더해지는 것이지만, 그렇지 않은 사람에게는 비바미 신발에 대한 호감도를 떨어뜨릴 이유가 된다.

신제품으로 인한 효과가 좋으면 전체 판매량이 늘어나는 플러스가 되겠지만, 효과가 나쁘다면 오히려 판매량이 줄어드는 마이너스 효과가 된다. $2 \times 2 \times 2 \times 2_{(신제품)} = 16$이거나 $2 \times 2 \times 2 \times (-2) = -16$이라는 의미다.

흔히 마케팅에서 시장을 거스르지 말라는 금언이 있다. 대다수의 소비자들에게 기본이라 받아들여지는 관념을 거슬러서 반감을 사지 말라는 이야기다. 그런데 비바미 신발의 위의 4가지 요소는 모두 신발 시장에서 대체로 받아들여지지 않는 개념인데 거기에다 하나를 더 추가했다. 물론 임상적인 사례는 충분히 있고, 의학적 연관성이 있는 근거도 있지만 분명 주류는 아니다. 이 신발을 개발하는 데 적지 않은 시간과 비용도 들었다.

장사하면서 역발상이란 위험과 기회의 극단이다. 남들이 모두 가지 않는 길에는 그럴 만한 이유가 있다. 그래서 가지 않고, 역발상을 했던 사람들의 99.9999%가 망하거나 죽었다. 아주 드물게 성공한 0.0001%의 성공 스토리가 사람을 혹하게 한다. 내가 지금 그런 줄타기를 하고 있다. 잘되면 플러스 16 승수효과이고, 잘못되면 마이너스 16 승수효과가 날 수 있다. 다행히도 현재까지의 판매 상황을 보면 플러스 승수효과가 가능할 것 같다는 기대감을 갖게 한다.

걸을 때 좋은 신발은

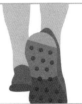

 결론부터 말하면 인체의 자연적 기능을 제한하지 않고, 인체가 갖고 있는 공학적 효율성을 그대로 살릴 수 있는 신발이 좋다. 물론 그건 내가 만들어 쓰고 있는 신발이기도 하다. 아주 훌륭한, 내가 보기에는 더할 나위 없이 훌륭한 신발이다. 바로 신발의 기능이란 기능은 모조리 제거하고, 최대한 맨발로 걷는 느낌을 주기 위한 비바미 맨발신발이다.

 애초에 신발은 발의 위험물로부터 보호하기 위하여 만들어졌다. 그런 신발은 밑창이 부드럽고 얇을 수밖에 없었다. 그저 동물의 가죽이나 나무를 깎아 발에 대는 정도였다.

 그러다 인간의 기술이 발전하면서 신발은 여러 가지 부가적인 목적을 더한다. 멋을 내고, 지위를 나타내고, 특정한 활동을 더 잘하기 위한 기능성 신발이 나타났다. 그러면서 신발은 발을 보호하기 위한 본래의 기능보다는 발 건강을 악화시키면서, 발 기능을 약화시키면서, 발의 공학적 효율성을 망쳐놓기 시작했다. 인간 발의 가장 위험한 적은 아이러니하게도 신발이 되어버렸다.

현대의 신발은 디자인을 매우 중요시한다. 문제는 예뻐 보이고 멋있는 신발이 자연적이고 유연한 곡선이 아니라 날카로운 직선 형태라는 데 있다. 앞은 뾰족하고 발등은 낮아 신발 전면부를 보면 마치 미사일처럼 날렵하다. 금방이라도 날아갈 듯한 형세를 취하는 게 일반적인 모습이다. 남자용이나 여자용이나 별 다름이 없다.

이런 신발들은 신발 속에 있는 발가락을 부자연스럽게 가운데로 모이게 한다. 발가락의 중요한 역할 중의 하나인 달리고 걸을 때 균형 잡기 기능을 매우 제한한다. 또한 뒤꿈치가 반드시 있다. 심지어는 키높이 신발은 보이지 않게 뒤꿈치를 7~8cm까지 높게 만들었다.

이러한 디자인은 사람이 똑바로 서 있게 하지를 못한다. 뒤꿈치만큼 몸이 앞으로 기울게 되는데, 이를 수정하기 위하여 억지로 상체를 뒤로 젖히게 만든다. 몸의 무게중심이 지구 중력과 수직일 때 자연스러운 자세를 취할 수 있지만, 높은 뒷굽은 몸을 수직이 아닌 뒤로 약간 기운 자세로 만든다. 이렇게 수직이 틀어진 온몸은 좌우 수평도 틀어지게 된다. 사람 몸이 좌우가 다른 힘을 갖게 되고 모습도 다르게 된 것은 신발에 기인한 영향이 매우 크다.

신발이 발을 보호해준다고 생각하지만 통념과 달리 신발은 발을 불편하게 하고, 발의 골격을 망가뜨린다. 신발 디자인이 발의 구조와 기능에 도움이 되는 방향이 아니라, 뭔가 있어보이게 만들기 때문이다.

그런데도 모든 사람은 신발이라면 당연히 뒷굽이 있어야 하고, 두툼한 쿠션이 있어야 충격을 흡수한다고 한다. 많은 나의 고객들이 신발에 너무 쿠션이 없다고 하며 쿠션을 넣어달라고 하지만 나는 늘 대답한다.

"맨몸으로 걷는 충격은 인체가 자연적으로 흡수하게 되어 있다."

쿠션에 대한 사람들의 생각은 신발회사의 마케팅에서 시작한 것으로 보아도 좋다. 우리가 언제부터 밑창이 푹신한 신발을 신었는지 돌이켜 보자. 길어봐야 40~50년이다. 중장년층은 고무신을 신었던 경험이 있고, 그나마 운동화도 얇았다. 그런데 어느 순간부터 신발에 쿠션이 없으면 신발이 아니라고 생각하기 시작하였다.

하지만 장거리 행군에 적합하게 디자인된 군화나 마라톤 선수들의 신발이 두껍지 않은 것을 생각하면 정말 쿠션이 필요한지 의심해봐야 한다. 그런 신발들은 밑창을 견고하게 만들어 발목을 안정시키고, 신체의 유연한 움직임으로 충격을 흡수하도록 만들어졌다.[26]

걷기는 단순해 보이지만 실제 인체의 움직임은 복잡하다. 신체 630개 근육과 206개 뼈의 절반이 걸을 때 사용된다. 걸음은 온몸을 움직이는 매우 복합적인 과정인데 발에 생소한 신발로, 발가락과 발의 움직임을 제한하는 것이 악영향을 줄 수 있다는 것은 당연하다. 발가락의 위치보다 발굽에 8cm 높은 굽을 대면 걸음걸이가 달라진다는 것은 이미 누구나 다 알 거라고 확신한다.

아무리 기능성이 뛰어나고 섬세한 신발일지라도 발의 형태와 걸음걸이에 영향을 준다. 반면에 밑창이 얇아서 발바닥이 지면의 울퉁불퉁함을 느낄 정도로 부드러운 신발은 여러 가지 장점이 있다.

우선 안전이다. 우리는 울퉁불퉁하고 툭툭 튀어나온 보도블록, 또는 비포장도로를 걷는다. 그런데 밑창이 딱딱하고 두껍고

26) 유재욱 기자, 〈운동화, 밑창 푹신할수록 좋다? 실험해보니…〉, 중앙일보, 2018.11.6. 07:00, https://www.joongang.co.kr/article/23098278#home

쿠션이 있는 신발들은 자기 발밑이 어떻게 생겼는지 모른다. 왜냐하면 지면 변화의 정보가 발바닥으로 전달되는 것을 신발이 막기 때문이다.

하지만 비바미 신발은 지면의 변화를 발바닥으로 느낄 수 있다. 눈으로 놓친 지면의 변화를 발바닥이 느끼는 순간 운동 신경을 통해 걷는 자세를 지형에 맞게 움직이도록 하기 때문이다. 바로 자기 몸의 안전을 온 신경을 통하여 지킬 수 있게 되어 안전하다.

또한 건강에도 좋다. 부드럽고 가볍고 얇은 고무로 된 신발을 신고 울퉁불퉁한 길을 걷다 보면 발바닥은 지속적으로 지압을 받는다. 그렇지만 지면의 날카로운 위험물이나 지저분한 오물로부터는 최소한의 보호는 받을 수 있다.

두 번째로 쿠션 없는 부드러운 신발은 발바닥과 신경으로 연결된 온몸의 장기들 또한 활성화시킨다. 발바닥에 그려진 심장, 신장, 폐 등의 그림을 안 본 사람은 없다. 그게 다 발바닥을 자극하면 그 부분들도 자극된다는 의미이다.

이 발 지압은 오래 전부터 전 세계인의 공통된 의학적 지식이다. 1913년 미국 의사 윌리엄 피츠제럴드William Fitzgerald가 현대 의학에 근거한 발에 관한 연구를 정리해서 'Foot Zone Theraphy'라는 이론으로 의학계에 연구 논문을 발표하여 세계의학인의 관심을 집중시켰고, 그 이후 그의 이론이 유럽으로 파급되어 유럽의 의학자들 역시 발의 중요성에 공감하고 발에 관한 전문적인 연구를 경주해서 이에 관한 연구논문을 속속 발표하였다.

특히 독일 의학자인 한네 마카르드Hanne Maquarde는 연구에 그치지 않고 발 건강법을 행하는 방법까지 구체적으로 발표하기에 이르렀고, 이로써 발 건강법은 일반인들에게 알려지기 시작했다. 또한, 스위스 출신의 간호사 헤디 마스프레트Hedi Masfret는 중국에서 선교사로 근무한 후 귀국하여 중국에서의 경험을 바탕으로 발 안마요법에 관한《Good Health for the future》라는 책을 펴내 발 건강법이 본격적으로 전파되는 계기가 되었다.

이러한 것들을 감안한다면 우리는 신고 있는 신발에 대하여 다시 생각해보아야 한다. 정말 신발에 뒷굽과 쿠션이 있어야 하고, 신발이 인간의 발을 보호하는지를 의심해보자. 그리 오래 전도 아닌 1970년 이전의 신발에 쿠션과 뒷굽 있는 신발을 볼 수 있나 찾아보자. 없다. 왜냐하면 현대의 운동화는 나이키가 와플 기계에 고무를 녹여 붙인 이후 만들어진 것이기 때문이다. 이처럼 매우 부자연스런 신발이 고급신발이라는 개념은 신발 회사들의 마케팅 결과일 뿐이다.

걸을 때 이 신발이 얼마나 내 건강에 좋고, 내 발이 자연스럽게 움직이게 하는지를 검토해보고 선택해야 한다. 어떤 신발? 바로 맨 처음에 말했던 그 훌륭한 신발을 나는 적극 권한다.

신발과 충격 흡수, 쿠션

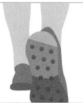

　신발 장사하다 보니 신발에 대한 많은 질문을 고객들로부터 받는데, 그중에서도 압도적으로 많은 게 바로 '쿠션'이다.

　신발이 가벼운 데다 부드럽기가 한 손가락으로 신발 전체를 접을 정도이다. 밑창 3mm에 불과하고, 내부 2mm 정도의 깔창이 있을 뿐이다. 그러다 보니 3~5cm 정도 두께의 신발에 익숙한 대부분의 사람들은 우리의 '비바미' 신발을 처음 보고 깜짝 놀라기까지 한다. 그리고서는 '내가 나이가 70이 넘었는데, 이런 쿠션 없는 신발을 신으면 무릎이 나가지 않을까요?'라는 질문을 받는다.

　결론부터 말하자면 쿠션 있는 신발이 오히려 무릎이나 발바닥을 약하게 만들어서 무릎이 아픈 것이라고 할 수 있다.

　이 문제에 관하여 하버드대학교의 리버만 박사를 검색해보기 바란다. 그는 맨발 달리기와 신발 신고 달리는 힘을 충격물리학적 방법을 이용해서 수치화한 연구 논문을 《네이처Nature》지에 발표하였다.

그의 논문은 맨발로 달리는 것이 신발을 신고 달리는 것보다 부상이 적고 운동 효율이 높다는 내용으로, 2010년 이후 나이키, 아디다스, 뉴발란스 등 세계적인 신발 회사에서도 맨발신발barefoot shoes 또는 최소주의 신발minimalism shoes을 제작하여 마케팅하는 계기가 되었다.

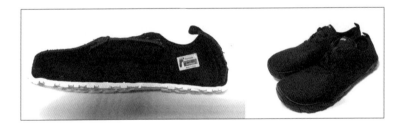

신발의 충격 완화 기능

리버만 박사가 2010년에 《네이처》지에 실린 연구논문에서 케냐 사람들 상대로 시험하였을 때 신발이 부상을 줄인다는 사실은 증명된 적 없으며, 또한 논리적이지도 않다고 했다. 반면에 맨발로 달리면서 앞꿈치로 착지한다고 해서 충격이 커진다는 증거는 없다고 한다. 그는 그 연구에서 신발을 전혀 신어보지 않았던 사람들도 같은 달리기 패턴을 보이는지, 그리고 자연스럽게 달리기에 대한 방향성을 제시하고 싶었다고 한다.

과도한 신발 쿠셔닝은 사실 매우 기만적이다. 그것은 우리가 관절 충격을 감소시키고 있다고 생각하게 만들지만, 실제로는 충격 감각을 감소시킬 뿐이다. 물리학 법칙에 따르면 관절과 조직에 가해지는 충격력은 실제로 쿠션이 더 높은 신발에서 충격의 되먹임 작용으로 증가한다.

과도한 신발 쿠셔닝은 우리의 관절과 조직에 매우 해로울 수 있다. 지면의 정보를 발의 신경이 받아들이지 못하고, 발가락과 발목을 움직일 때 지면의 모양과 상관없이 큰 힘으로 땅을 내딛기 때문이다. 지면 정보와 신체 운동 방향이 잘 어울리지 않은 상태로 발을 움직여 몸의 체중 분포가 무너진다. 발뒤꿈치, 발가락, 아치는 충격을 제대로 흡수하지 못해 체중을 분산시키지 못하고, 우리의 발, 발목, 무릎, 허리 등에 부정적인 영향을 미친다.

대조적으로, 맨발이거나 밑창이 얇고 유연한 신발만 신고 있을 때 우리의 발과 몸은 땅과 하지에서 일어나는 모든 것을 느낄 수 있다. 발자국은 앞으로 나아갈 수 있는 가장 부드러운 길을 찾기 위해 더 부드럽고 더 주의를 기울이는 경향이 있으며,

이는 관절과 조직의 건강에 큰 영향을 준다.

신발의 운동성 향상

신발에 쿠션이 있을 때 운동성 향상에는 좋을까, 아닐까?

역학적 효과는 생각보다 나쁜 것으로 나타난다. 러닝화는 탄력성 있는 소재를 이용하여 중창midsole을 만든다. 탄성 있는 신발은 땅에 발이 닿았을 때 충격을 흡수한다. 그리고 가해진 힘에 반발하여 원래의 모습으로 돌아오기 위한 반발력이 생겨 추진력을 생기게 한다.

그런데 반발력은 발이 땅에 닿는 순간의 충격보다는 작은 힘으로 되먹임을 한다. 즉 충격을 흡수하는 만큼 반발하지 않기 때문에 운동에너지를 흡수한다. 따라서 신발의 쿠션이 좋으면 좋을수록 충격 흡수는 커지고 운동에너지는 많이 들어간다.

이러한 과정을 운동에너지의 반환이라고 한다. 걸을 때는 체중의 1.2배, 달릴 때는 3-4배 이상의 힘이 발로 전해지는데, 전해지는 운동에너지가 크고 쿠션이 클수록 운동에너지의 손실이 커진다. 따라서 운동에너지의 손실은 오히려 쿠션 없는 편이 낫다고 할 수 있다. 마라톤 선수들의 신발 밑창이 얇은 것을 보면 그 이유를 알 수 있다.

심지어 걸을 때 어느 정도의 충격이 필요하다. 내가 내 몸에 주는 정도의 충격은 건강한 뼈를 유지하는 데 효과가 있다. 뼈가 약화되어 골다공증을 앓는 사람에게도 걷기를 권하는 것은 바로 걷는 충격으로 뼈를 다지는 효과가 있기 때문이다.[27]

달리기, 걷기와 신발의 쿠션

신발의 충격 흡수 기능은 달리기와 걷기에서는 큰 차이를 보인다. 걸을 때의 충격은 자기 몸이 자기에게 주는 충격으로 오히려 뼈를 강화시키는 역할을 한다. 그러나 달리기는 걷기보다 몸에 더 강한 충격을 반복적으로 주는데, 현대인들은 그러한 충격을 흡수하기 위하여 러닝화의 충격 완화 장치는 필수라고 생각한다.

그러나 리버만 박사는 그의 연구에서 신을 신어보지 않았던 사람들은 달릴 때도 발 앞부분으로 부드럽게 착지하는 것을 알았다. 일단 신발을 벗고, 인위적인 충격 흡수를 제거했을 때 발의 힘줄, 근육, 뒤꿈치, 장딴지, 종아리와 허벅지가 원래의 기능을 하기 시작했다.

27) 박상균, 〈신발속에 숨겨진 운동역학 이야기〉, http://cdsshoes.sitecook.kr/ab-1259599-
83&PB_1350624503=2&SI_F_serial_num=asc

나이키, 아디다스와 같은 현대적 러닝화에 익숙했던 일부 러너는 맨발로 달릴 때 초기에는 사용하지 않았던 근육에 고통이 따르고, 과부하가 걸릴 수도 있다고 한다. 이는 신발을 신음으로써 행동이 격해지고, 발의 기능 중 일부를 사용하지 않게 되기 때문이다.

신을 신고 달릴 때 뒤꿈치의 일부만으로 착지함으로써 종아리의 근육을 과도하게 사용하고, 뒤꿈치의 아주 작은 부분으로 땅과 충돌하기 때문에 고통을 유발한다. 따라서 맨발로 처음 달릴 때는 천천히 인체가 적응할 시간을 주어야 한다.

리버만 박사는 또한 맨발로 달리는 것이 평발인 사람들에게 족궁을 강하게 하는 데도 도움이 된다고 하였다. 리버만 박사는 얇은 고무 밑창으로 되어있는 최소주의 신발 또는 맨발로 달렸을 때와는 다르게, 쿠션이 있는 러닝화는 주자가 발뒤꿈치로 강하게 땅에 접지하게 한다고 했다.

하지만 맨발로 달렸을 때는 그런 현상이 완전히 사라지는데도 사람들이 여전히 신을 신고 달리는 것은 거의 모든 사람들이 뒤꿈치가 높은 신을 신고 달리기 때문이다. 사실 일반적인 인식과 달리 관절 충격을 줄이는 가장 좋은 방법은 신발 쿠션을 줄이는 것이다.

그리고 걸을 때 발 앞꿈치와 뒤꿈치의 높이가 같은 신발을 신고 발가락을 벌리고 땅을 움켜잡는 느낌으로 걷는 것이 좋다. 그렇게 걸을 때 우리 몸은 최소한으로 보호되는 상태에서 발바닥과 발가락에 분포한 강한 촉각 및 고유 수용성 피드백을 기반으로 최적의 걷고 뛰는 방법을 찾아낼 것이다.[28]

KSNS와 딱딱한 신발

'스본스도'라는 독창적인 대체의학을 개발한 김세연은 그의 저서《새로 발견된 자연의학의 이론과 실습 KSS》에서 뒤꿈치에 딱딱한 구조물을 댄 신발 설계도를 제시하였다. 이 신발은 뒤꿈치가 딱딱하면서 발바닥 전체가 부드러운 밑창의 구조로 되어 있는 것이 특징이다. 뒤꿈치 부분에는 딱딱한 플라스틱을 덧대게 되어 있고, 밑창의 전체적인 두께는 2.5~3cm으로 설계하였다.

추측컨대 그가 이렇게 신발을 설계한 이유는 우선 발바닥 본래의 기능을 살려야 하기 때문일 것이다. 사람의 발뒤꿈치가 딱딱하고 땅도 어느 정도는 딱딱하니까 신발도 뒤꿈치가 딱딱해야 몸을 보호할 수 있으리라는 추측이다. 앞서 말한 것처럼

---

28) https://naturalfootgear.com

222

스포츠의학에서 이런 실험을 많이 했는데, 신발 뒤꿈치가 부드럽고 두툼하면 오히려 충격의 되먹임 때문에 무릎과 고관절 충격이 더하다. 김세연이 설계한 신발은 스포츠의학계의 학설과 일치한다.

다음 이유로는 발목의 흔들림을 없애야 한다. 부드럽고 두툼한 신발 뒤꿈치는 걷거나 달릴 때 발목을 좌우로 흔들리게 한다. 쿠션의 중심과 발목의 중심이 일치하지 않아 신발 쿠션이 좌우로 흔들리기 때문이다. 그래서 운동화의 최대 수명을 800~1,000km 정도 쓰면 바꾸어야 한다는 말도 있다.

하지만 딱딱한 뒤꿈치는 이러한 불안정이 비교적 덜하다. 그래도 뒤꿈치가 닳으면 역시 발목의 불안정이 생긴다. 그래서 가장 좋은 신발은 역시 맨발과 같은 신발일 것이다.

이와 같이 '현대적 신발'의 특징인 두툼하면서 충격을 완화하는 기능이 오히려 인체에 좋지 않다는 의학계의 꾸준한 발표는 어떻게든 신발업계에 영향을 미치고 있다. 특히 이 연구에서 언급된 '최소주의적 신발'이란 신발의 인위적인 요소를 최대한 줄이면서, 맨발 보행을 최대한 추구하는 것이다.

모양은 일반적인 신발과 차이가 없지만 밑창을 두께 1mm의 고무로 만들어 길거리의 낙엽까지도 느낄 수 있게 만든 '비바미'의 맨발신발, 신발을 다섯 발가락의 모양으로 만든 비브람의 파이브핑거스 등이 최소주의적 신발의 대표적인 사례로 꼽히고 있다. 이외에도 머렐, 나이키, 헤드 등에서도 맨발처럼 편하다는 '베어풋' 신발을 출시하고 있다.

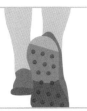

신발 발볼 넓이
- 세련과 질병의 갈림길

발볼 넓은 신발을 신어야 하는 이유

비바미 신발을 구매하는 분들의 대다수는 무지외반증, 족저근막염, 지간신경종 등 족부 질환으로 고생하며, 온갖 신발을 찾아 헤매다 종착역으로 찾아온다. 그런 병들은 사고로 생긴 병이거나 예방이 불가능하거나 갑자기 생긴 병이 아니다. 아주 오랜 동안 최선을 다해서 발을 망가뜨리려고 노력해야 생기는 병이다. 선천적인 소수의 경우를 빼면 90% 이상은 세련되고 날렵하게 생긴 신발 때문에 생기는 병이고, 갈수록 늘어나는 병이기도 하다.

뒷장의 그림은 독일에서 KSNS를 발견한 김세연의 발을 통한 건강 진단 내용이다. 우선 그림 '가'는 건강한 발의 모습이다.

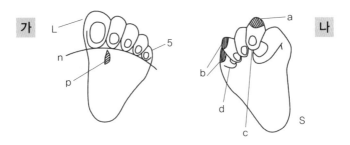

발가락을 구부렸을 때 둥그렇고 가지런히 'n' 곡선을 이루어야 한다. 그런데 발바닥의 p 지점에 딱딱한 각질이 있다면 엄지발가락의 구부리는 힘이 약함을 뜻한다.

이런 발은 무릎 관절염, 요추에 압박감을 느끼면서 오래 서 있으면 갖게 되는 병의 원인이 된다. 또한 운동할 때 허리 움직임이 늦는데, 그것은 엄지발가락이 지면에 접촉하는 속도가 느리면서 반사작용이 더디게 나타나기 때문이다. 어린이의 발바닥은 아주 건강한데 밑창이 딱딱하고 폭이 좁은 신발을 신기지 않는 것이 성장하면서 건강을 유지하는 데 매우 중요하다.

그림 '나'는 엄지발가락이 안쪽으로 구부러져 있고, 2번 발가락이 1번 발가락 위에 올라가 있어 발가락이 땅에 닿지 못한다. 그래서 걸어갈 때 2번은 구부리는 힘을 못 쓰고, 발가락 등(a 부분)에 딱딱한 피부 층을 형성하는데 이는 신발 안에서 신발과 피부의 마찰로 인한 것이다. 4, 5번 발가락의 발등(b 부분)도 마찬가지로 딱딱한 피부 층을 이룬다.

　이런 발은 앞이 뾰족한 좁은 구두를 신어서 다섯 발가락의 근육이 감퇴하여 발가락으로 온몸의 균형을 제대로 잡지 못한다. 양쪽 발이 대칭으로 고장 난 상태라면 45살 이후부터는 척추 고장, 특히 경추 부분 변형으로 두 손가락의 기능상 장애를 유발한다. 만일 두 발이 모두 이런 형태가 아니라 한쪽 발만 이렇다면 디스크를 일으킨다.

　바닥이 부드럽고 기존 신는 신발보다 커서 뒤꿈치에 1cm 이상의 공간이 생기는 신을 신고 6개월에서 1년이 지나면, 딱딱한 피부 각질은 자연스럽게 사라진다.

볼 좁은 신발 때문에 생기는 질환

　발은 모양과 크기가 모두 다르다. 어떤 사람은 태어나면서부터 발볼이 넓은 경우도 있지만, 평발이 되면 발볼이 넓어지기 쉽다. 또한 나이가 들면서 몸의 인대와 힘줄이 약간 느슨해지고 발이 점점 더 길어지는 경향이 있다.

　다니엘 호웰이 지은 《신발이 내 몸을 망친다》에 의하면 발에 관한 증상의 대부분은 신발 때문에 생긴다고 한다. 엄지발가락이 안쪽으로 휘어진 외반족, 긴 발가락이 구부러진 추상족지증,

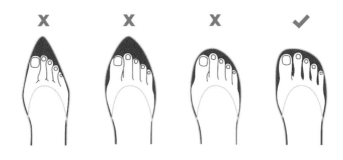

살로 파고드는 발톱 등 그 외에 여러 가지 있는데, 이는 발의 앞 공간이 좁고 짧은 신발과 굽이 높은 신을 신어서 생긴다.

이는 전문가들 사이에 이미 많이 알려진 사실이다. 예를 들어, 이러한 증상은 맨발로 생활하는 사람들에게는 거의 나타나지 않는다. 하지만 현대인들에게는 매우 자주 나타나는데, 점점 발볼이 좁아지는 경향이 그 원인이라고 할 수 있다.

신발에서 가장 패션 스타일이 돋보이는 신발일수록 발이 불편한데, 그런 신발의 대부분은 앞이 뾰족하고 발가락에 비하여 발 폭이 좁다. 그래서 신발을 신으면 발가락은 뒤엉키고 특히 굽 높은 신발의 경우, 여러 가지 발의 기형을 일으키는 원인이 된다.

정상적인 발을 가진 사람이 잘 맞지 않는 신발을 신었을 때 발에 생길 수 있는 질환은 세 가지 부류로 나눌 수 있다. 발가락의 변형, 발 구조의 변형 그리고 발 피부의 변형이다. 발가락의 변형은 망치족지, 갈퀴족지, 발톱의 변형 등이다. 발 구조의 변형은 무지외반증, 족저근막염, 지간신경종 등이다. 마지막으로 발 피부 질환은 각질화, 티눈, 건막류 및 무좀 등이 있다.

  신발을 살 때는 본인의 발 모양과 신발의 구조가 잘 맞는지를 살펴보아야 한다. 우선 보아야 할 것이 발 앞부분이다. 발의 길이, 발볼 넓이 및 발등 높이가 내 발의 모양과 맞는지를 보아야 한다.

  또한 발바닥 아치를 높여서 걸을 때 아치의 스프링 작용을 제한하는 신발도 좋은 것은 아니다. 몸이 앞으로 기울어질 정도로 높은 신발 굽은 절대 피해야 할 중점 사항이다. 잘못된 신발의 선택은 걷는 자세의 변형을 가져오기도 한다. 즉 몸의 평형과 원활한 발 관절의 움직임을 방해하기 때문이다.

  발가락도 스트레칭이 필요하다. 신발 안에 발가락이 모이면 신발이 너무 꽉 끼는 것이다. 신발 볼을 늘리는 것 외에도 발가락이 분리된 자연스러운 상태로 유지되도록 풀어 주어야 한다. 방법도 간단하다.

  첫째, 손으로 발가락을 잡고 부드럽게 떼어낸다.

  둘째, 발가락을 분리하고 흔든다.

  셋째, 발가락을 햇빛과 공기에 노출시킨다.

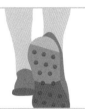

뒤뚱거리는 날씬함과 똑바른 자연스러움의 선택 – 신발 뒷굽

사람들이 신발을 구매할 때 몸이 정렬되는 방식을 잘 고려하지 않는다. 몸의 정렬이 자연스럽게 태어난 대로 그 자세를 유지하지 못하면 발목부터 목뼈 관절까지 건강에 영향을 줄 수 있다.

언제부터 높은 게 좋은 것이 되기 시작했는지 모른다. 다만, 고대 이집트시대나 중세시대에도 높은 사람은 키를 높이는 신발, 높은 굽이 있는 신발을 신었던 반면에 평민의 신발에는 뒷굽이 없었다. 하지만 신발 굽은 건강에 나쁜 영향을 준다. 그래서 그런지 신분이 높다고 오래 살지는 않았다.

몸의 중심선 왜곡

높은 굽의 신발을 신었을 때 무릎은 자세를 똑바르게 유지하

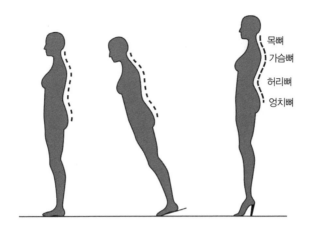

목뼈
가슴뼈
허리뼈
엉치뼈

기 위해 구부러지고 엉덩이 근육이 긴장하게 된다. 엉덩이는 앞
쪽으로 10~15도 가량 쏠리고 척추가 앞으로 나온다. 또한 높
은 굽은 발바닥 아치의 스프링 역할을 못하게 해서 아치를 약
화시켜 결국 아치를 가라앉게 하는 원인이 된다.

충격 흡수와 스프링 역할을 하는 아치의 기능은 높은 굽을
신었을 때 사실상 없어지는데, 그 이유는 아치가 바닥에 닿지
못하고, 걷는 동안 체중을 지지하지 못하기 때문이다. 하지만
여기서 그치지 않는다.

인간의 몸은 발가락에서 시작해서 머리끝까지 연결되어 있
다. 인간의 척추는 목뼈, 가슴뼈, 허리뼈, 엉치뼈가 곡선을 이루
며 구성된다. 그런데 굽 있는 신발을 신으면 우리의 몸은 균형
을 잡기 위해 평소보다 상체가 뒤쪽으로 과도하게 젖혀진다.

마치 배를 앞으로 내밀고 있는 것 같은 이 자세가 오래 지속되면 허리 쪽 척추의 곡선이 정상보다 점점 앞쪽으로 휘어져 정상적인 척추의 곡선을 변화시키고 근육의 긴장을 높여 허리 통증을 유발한다.

이것이 바로 척추전만증인데, 척추전만증은 척추 사이에 있는 디스크(추간판)에 영향을 주어 허리디스크 등의 척추 질환을 일으키는 원인이 될 수 있다. 특히 기존에 허리디스크 증상이 있었던 환자들의 경우는 근육통과 함께 디스크 증상이 악화될 수 있으므로 주의해야 한다.

이는 척추 곡선이 걷고 뛰는 동안 충격 흡수를 하는데 신발굽은 그러한 척추뼈의 곡선을 과장되게 하기 때문이다. 그리고 과장된 척추 곡선은 움직이는 동안 몸으로 전해지는 충격 흡수를 제대로 하지 못하기 때문에 허리 통증을 유발하고, 온몸의 균형을 망가뜨린다.

체중 분배 왜곡

인간은 신발을 신지 않고 태어났지만 이제까지 잘 뛰고 잘 걸어왔다. 그런데 신발을 신기 시작하였고, 또 뒷굽이 생겨났다. 그러면서 신체가 퇴화했다. 맨발로 걸으면서 발을 앞으로 내디딜 때 발목, 무릎, 엉덩이, 등, 목은 적절한 균형과 체중 분배를 위해 발에 의존한다. 몸에 맞지 않고 지지력이 없는 신발을 신으면 관절에 부정적인 영향을 미치고, 서 있을 때 몸의 균형에 영향을 줄 수 있다.

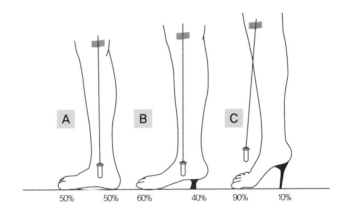

위의 그림은 다니엘 호엘이 지은《신발이 내 몸을 망친다》에서 구두 굽의 영향을 보여준다. 요즘은 남자든 여자든 어느 정도는 굽이 있는 신발을 신기 때문에 정도의 차이가 있을지언정 전혀 무관하지는 않다. 신발의 뒷굽이 없으면 체중은 뒤꿈치에 50%, 앞꿈치와 발가락에 50% 균등 분배된다.

그러나 2.5cm 높이의 굽이 있다면 몸은 약 10도 가량 앞으로 쏠린다. 이 상태에서 바르게 서려면 발가락부터 척추에 이르기까지 자세를 교정해야 한다. 뒷굽이 높아질수록 몸이 앞으로 기우는 것은 당연하다. 앞의 그림에서처럼 8cm가 높아지면 체중 분배는 뒤쪽으로 겨우 10%가, 발가락으로는 무려 90%가 쏠리게 된다. 이는 몸의 충격을 발가락으로 집중시킨다.

맨발로 걸을 때는 중력으로부터 오는 몸의 충격을 흡수하기보다는 발가락, 뒤꿈치 그리고 발목, 무릎, 고관절 등의 순서로 분산시킨다. 굳이 두툼한 스펀지를 신발에 깔지 않아도 인체의 자연적인 충격 분산 기능이 작동한다. 그런데 굽이 있는 신발은 발 앞꿈치와 발바닥 일부로 몸무게와 충격이 집중된다. 그래서 높은 굽을 신은 사람들에게 무지외반증, 지간신경종, 망치발 등이 많다.

불행은 겹쳐서 온다고 하듯이 발에 좋지 않은 신발도 안 좋은 것들을 모아서 만든다. 굽이 높은 신발치고 앞볼이 넉넉한 신발을 보지 못했다. 꽉 조인 앞발이 체중의 대부분을 감당하는데, 발볼이 좁은 데다 앞꿈치에 힘이 집중되면 발가락의 움직임이 제한된다. 이러면 건막류, 무지외반증, 망치족지 그리고 지간신경종 같은 기형이 발생한다.

걷기 습관화 방법

구슬이 서 말이어도 꿰어야 한다는 말이 있다. 아무리 좋은 건강 방법도 습관을 통해서 꾸준해야 한다. 그렇다면 습관에 대한 정의부터 해야 한다. 스티븐 코비는 '성공하는 사람들의 7가지 습관'의 정의를 '인식, 기량, 욕구의 혼합체'라고 정의했다.

인식이란 우리가 무엇을 해야 하고, 왜 하는지에 대한 이론적 패러다임이다. 기량이란 어떻게 해야 하는가, 즉 방법을 말한다. 욕구란 하고 싶어 하는 것, 즉 농기를 말한다. 우리가 무엇인가를 습관화하기 위해서는 반드시 이 세 가지가 있어야 한다고 그는 말한다.

우선 걷는 것이 무엇인지, 걸으면 무엇이 좋은지를 알아야 한다. 걷는 것과 노동의 차이, 걸어서 좋은 이유, 걷지 않으면 생기는 내 몸과 마음의 증상들을 알아야 한다. 그런 것들을 알게 되면 왜 걸어야 하는지를 알게 된다. 걸어야 하는 이유를 알았다면 걷는 방법, 자신의 기량을 알아야 한다. 걷는 방법과 자신의 기량을 알지 못하면 걷기로 인하여 얻을 수 있는 건강과 정신적 평안을 얻지 못할 수도 있다.

걷기의 필요성과 기량이 있다 하더라도 충분하지 않다. 걷고 싶은 욕구가 없으면 우리는 걷기를 생활의 습관으로 만들 수 없다. 따라서 우리가 걷기를 습관화한다는 것은 왜 걷는지, 얼마나 어떻게 걸어야 하는지, 그리고 걸어야 하는 의욕을 끊임없이 나에게 재인식시켜야 하는 과정이기도 하다.

습관을 습관화하기는 생각보다 간단하지 않다. 습관화를 역행하는 여러 가지 습관을 가지고 있기 때문이다. 예를 들면 추워서, 비가 와서, 힘이 들어서, 무언인가를 먼저 하기 위하여 등등의 이유로 걷기를 미룰 수 있다. 이는 핑계를 만들어서 해야 할 일을 미루는 역습관이다.

누구나 새로운 습관을 몸에 익숙하게 하기 위해서는 상당한 시간 동안 이전의 습관들을 이겨내는 의지력과 생활의 변화가 필요하다. 새로운 습관을 방해하는 이전의 습관들보다 걷기가 긴급하고 중요한 일임을 깨닫고 우선순위에 두어야 한다. 그리고 걷기가 생활화되기까지 나름대로 각자의 익숙해질 방법을 만들어 반복하는 것이 필요하다. 그중에서 걷기 습관화하는 방법 몇 가지를 소개해보고자 한다.

걷기를 수치화한다

걷기를 수치화하자고 하면 가장 먼저 생각나는 것이 '하루 1만 보'이다. 그렇다면 왜 1만 보일까? 1만 보는 과학적인 이유라기보다는 일본의 어느 회사가 걷기를 세는 기계를 만들어 놓고, 그 이름을 만보계라고 정한 이후부터라고 한다. 한 걸음을 60cm라고 하면 1만 보는 약 6km가 된다. 걷기 운동이 인기를 끌면서 하루 1만 보를 걸어야 건강해질 수 있다는 인식이 자리 잡았다.

이렇게 걸음 수를 목표로 정할 수도 있지만, 하루 30분씩 1주 3일처럼 시간을 정해놓고 할 수도 있다. 하루 30~50분 정도 속보로 걸으면 7,000보 가까이 걷게 되는데 이 정도면 체중감량은 물론 유산소운동 효과를 얻을 수 있는 운동량이 된다. 처음에는 힘들지 않고 쉽게 낼 수 있는 정도의 시간으로 시작해서 차차 늘려가는 것이 좋다.

이처럼 구체적인 목표 수치를 정해놓는 것을 경영에서는 MBO Management by Objective(목표관리)라고 한다. 이처럼 수치를 명확하게 하면 업무를 하면서 달성해야 할 목표가 분명하게 보이기 때문이다. 걷기도 그저 막연하게 '오늘은 열심히 걸어야지'

하고 한다면 걷는 거리나 발걸음의 수는 그날그날 자신의 기분
이나 컨디션에 따라 고무줄처럼 들쭉날쭉하게 된다.

걷기 코스에 변화를 준다

뭐든지 오래하기 위해서는 지루하지 않고 재미있어야 한다.
그저 건강만을 위해서 하기 싫고 힘든 걷기를 억지로 해서는
오래하지 못한다. 너무 심각해서는 그 무게에 눌려 금방 주저
앉고 만다.

걷기를 취미, 놀이 또는 구경하기라고 생각할 수도 있다. 늘
걷던 길만 걷지 말고 걷는 길에 변화를 주는 것이다. 예를 들면
나 같은 경우는 동대문도서관에 갈 때 가장 빠르고 쉬운 길은
성북천을 걷는 것이다. 하지만 늘 같은 길을 걷다 보면 변화가
없고 지루하다. 그래서 안암동의 뒷골목을 걷거나 보문동의 골
목을 빙 돌아갈 때도 있다. 때로는 낙산 성곽 길을 통해서 다녀
오기도 한다.

그렇게 걷다 보면 생각보다 가는 길이 많다. 익히 알고 있던
길도 아침에 사람들이 분주히 오갈 때의 길과, 한밤중 조용한
가로등 아래를 걷는 길은 느낌이 매우 다르다. 출퇴근할 때 집

에서 지하철이나 버스를 타고 다닌다면 중간에 내려서 걷다가 다시 버스를 타는 것도 마찬가지이다. 굳이 교외로 멀리 나가야 걸을 수 있는 것은 아니다.

계단을 걷는다

어느 건물의 계단에는 한 걸음에 몇 칼로리라는 글이 쓰여 있다. 그러면서 한 층을 걸어 올라가면 5분의 수명이 늘어난다고 한다. 그 숫자를 보니 마구 걷고 싶은 생각이 절로 든다. 누군지 사람들 걷게 하는 데 좋은 아이디어를 냈다.

직장인들에게는 손쉬운 운동이 계단 걷기이다. 사무실의 엘리베이터를 타지 않고 계단을 통해서 오르내리기만 하면 된다. 아파트에 사는 사람들도 늘 할 수 있는 운동이다. 아파트에 살면서 고층 건물에서 근무하는 사람은 그야말로 행운이다. 언제든지 맘만 먹으면 건강에 만병통치약이라는 걷기 운동을 할 환경이 마련되어 있는 셈이다.

10층 건물을 천천히 올라갔다가 내려올 때, 소모되는 칼로리는 40Kcal가 넘는다고 한다. 같은 시간 평평한 길을 걸었을 때 소모되는 16Kcal에 비하면 2배가 훨씬 넘는다.

물론 계단 걷기는 건물 내에서 하는 것이기 때문에 몸무게를 줄이는 데 효과가 적다고 한다. 우리 몸은 운동을 시작하여 처음 20분 정도까지는 지방이 아닌 탄수화물을 에너지로 쓰기 때문이다. 그러므로 계단 걷기는 몸무게를 줄이기보다는 심장과 폐의 기능 등 여러 가지 신체 기능을 높이는 데 효과적인 운동이라 할 수 있다. 다만 비만과 관절염이 있는 사람은 위험할 수도 있으니 사전에 자신에게 맞는 운동인지 확인하는 것이 좋겠다.

보이게 걸어라

내가 걸었다는 것을 우선 나에게 보여주고, 가까운 사람에게 보여주고 세상의 모든 사람에게 보여준다. 어떤 사람들은 자기가 하는 일을, 자기가 알아가고 있는 지식을 남에게 감추려고 한다. 그러고는 짠~ 하면서 결정적인 순간에 보여주기를 원한다. 하지만 혼자 일하는 사람에게 그런 기회는 좀처럼 주어지지 않는다. 내가 무엇을 잘하는지, 내가 알고 있는 지식이 무엇인지를 남들에게 알려야 한다.

그래서 나는 강의를 나가면 젊은이들에게는 절대로 겸손하지 말라고 한다. 나에게 강의를 듣는 사람들은 아무것도 이루지 못한 나만큼이나 이룬 게 없는 젊은이들이다. 그들은 확실히 우리 세대보다 재주가 많고 남들과 협력할 수 있는 도구와 기회가 많다. 그런데 겸손하느라 '나는 아는 게 별로 없어요'라고 하면 남들은 진짜 그 사람이 아는 게 별로 없는 줄 알고 지나가 버린다.

그래서 겸손이란 뭔가 이루었을 때 겸손하면 되고, 지금은 오만할 정도로 자신을 드러내야 한다고 말한다. 사실 내가 책을 쓰고 글을 쓰는 것도 세상에 '나 아는 것 많아요, 나 좀 알아주세요!'라고 소리치는 것이나 마찬가지다. 그럼 가끔 강의나 원고 쓸 거리가 오기도 하고, 내 유튜브를 보았다면서 신발을 사기도 한다.

마찬가지로 내가 걷고 있다는 것을 사람들에게 알리고 그 성과를 공유하면 재미가 더 늘어난다. 페이스북의 친구들은 꾸준히 자기가 산에 가는 사진을 올리고, 강의하는 사진을 올리고, 좋은 길을 걷는 사진을 올린다. 그럼 사람들은 자기가 가보지 못했던 곳의 경치를 보고, 자기가 듣고 싶어 하는 강의를 하는 줄 알아준다.

걷기도 마찬가지다. 내가 스마트폰 어플을 이용해서 어느 유명한 길을 몇 시간 동안 어느 거리만큼 걸으면서 어떤 느낌을 가졌다는 것을 인스타그램, 페북에 공유하는 것도 내가 걸은 성과를 과시하는 것이다. 그럼 남들이 알아준다. 열심히 사는 건강한 사람이라는 것을. 또 그렇게 함으로써 좋은 점은 어느날 그 사진을 보면서 그때를 다시 추억할 수 있고, 그런 데이터들이 모여서 다음의 길 걷기에 대한 계획을 할 수 있어 좋다.

남이 걷는 모습을 보라

나의 걷는 모습을 나는 모른다. 그렇기 때문에 내가 잘 걷고 있는지 알 수가 없다. 그런데 맞은편에서 오는 다른 사람이 걷는 모습을 보자. 그럼 희한하게 모든 사람이 다 특이한 모습으로 걷는다. 씩씩하고 바른 자세로 걷는 사람도 있지만, 왠지 불안하고 비뚤어진 자세로 걷는 사람도 있다. 웃으면서 즐겁게 걷는 사람, 마지못해 억지로 걷는 듯한 표정을 지으면서 걷는 사람 등등 다양하다.

그런 사람들을 보면서 나를 돌아보자. 나는 잘 걷고 있는지, 나는 즐겁게 걷고 있는지를 반성하게 된다. 그리고 내가 걷는 모습과 자세를 수정하고 건강하게 걷도록 노력하다 보면 어느새 내가 건강해지고 마음도 즐거워진다. '남을 통해서 나를 배운다'는 걷기에도 통하는 말이다.

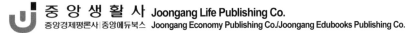

중 앙 생 활 사 Joongang Life Publishing Co.
중앙경제평론사 | 중앙에듀북스 Joongang Economy Publishing Co./Joongang Edubooks Publishing Co.

중앙생활사는 건강한 생활, 행복한 삶을 일군다는 신념 아래 설립된 건강 · 실용서 전문 출판사로서
치열한 생존경쟁에 심신이 지친 현대인에게 건강과 생활의 지혜를 주는 책을 발간하고 있습니다.

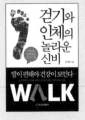

걷기와 인체의 놀라운 신비

초판 1쇄 발행 | 2023년 2월 17일
초판 3쇄 발행 | 2024년 8월 20일

지은이 | 홍재화(JaeHwa Hong)
펴낸이 | 최점옥(JeomOg Choi)
펴낸곳 | 중앙생활사(Joongang Life Publishing Co.)

대   표 | 김용주
책임편집 | 백재운
본문디자인 | 박근영

출력 | 삼신문화   종이 | 한솔PNS   인쇄 | 삼신문화   제본 | 은정제책사

잘못된 책은 구입한 서점에서 교환해드립니다.
가격은 표지 뒷면에 있습니다.

ISBN 978-89-6141-311-4(03510)

등록 | 1999년 1월 16일 제2-2730호
주소 | ⓦ 04590 서울시 중구 다산로20길 5(신당4동 340-128) 중앙빌딩
전화 | (02)2253-4463(代)   팩스 | (02)2253-7988
홈페이지 | www.japub.co.kr   블로그 | http://blog.naver.com/japub
네이버 스마트스토어 | https://smartstore.naver.com/jaub   이메일 | japub@naver.com
♣ 중앙생활사는 중앙경제평론사 · 중앙에듀북스와 자매회사입니다.

| 도서
주문 | **www.japub**.co.kr
전화주문 : 02) 2253 - 4463 | **https://smartstore.naver.com/jaub**
네이버 스마트스토어 |

중앙생활사/중앙경제평론사/중앙에듀북스에서는 여러분의 소중한 원고를 기다리고 있습니다. 원고 투고는 이메일을
이용해주세요. 최선을 다해 독자들에게 사랑받는 양서로 만들어드리겠습니다. **이메일** | japub@naver.com